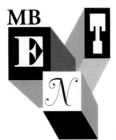

JN115570

編集企画にあたって……

　めまい・ふらつきは日常診療でよく遭遇する症状の一つであるが，その原因は末梢性めまい，中枢性めまい，精神疾患，循環器疾患など多岐にわたっている．診断については近年，前庭機能をそれぞれの障害部位について，温度刺激検査，前庭誘発筋電図(VEMP)，vHIT(video head impulse test)，造影 MRI などにより詳細に調べることが可能となり，格段に進歩している．疾患についても前庭性片頭痛，持続性知覚性姿勢誘発めまい(PPPD)，両側前庭機能低下など新たな診断基準が提唱されている．それに伴い，めまい治療もそれぞれの診断に基づいて行われるようになってきており，抗めまい薬を処方するのみではなくなってきつつある．めまい疾患の診断を効率よく(無駄な検査を行わず，時間をかけず)行うためには，患者さんの状況や訴えからどのように診療を行っていくかを考える必要がある．

　今回の企画では「"めまい"を訴える患者の診かた」として 9 名の専門家の先生方に執筆をお願いした．

　城倉健先生には救急でのめまい診察の進め方について，中枢病変の除外の仕方と，症候から類推される障害部位，そしてもっとも頻度の高い良性発作性頭位めまい症の診断まで解説をしていただいた．乾崇樹先生には頭痛を訴えるめまい患者の診察の進め方について，前庭性片頭痛の診断のコツとともに見逃してはいけない二次性頭痛についても解説していただいた．神田裕樹先生には問診の取り方も検査の進め方も難しい小児のめまい診察について，小児で頻度の高いめまい疾患を中心に解説していただいた．めまいは高齢者に多い疾患でもあり，高齢者での転倒リスクにもつながる重要なファクターである．高齢者でのめまいの診療について肥塚泉先生に解説をしていただいている．難聴を伴うめまいについては北原糺先生にメニエール病以外にも日常のめまい診療で出くわす可能性のある紛らわしいケースを取り上げていただき解説いただいた．浮動性めまいは多くの症例で訴えるにも関わらず診断がつきにくい．浮動性めまいの診断の進め方について堀井新先生に浮動性めまいを引き起こす病態，疾患について説明いただいている．頭位性めまいは最も多い訴えであり，そのほとんどが良性発作性頭位めまい症であるが，耳石浮遊置換法を行うためには耳石が迷入している半規管の同定が必要である．今井貴夫先生にはその診断の仕方と治療について解説いただくとともに中枢性頭位めまいなど留意すべき病態についても説明いただいている．また，精神疾患を合併するめまいを訴える患者の診かたについては清水謙祐先生に解説いただいている．外傷によるめまいを訴える患者の診かたについては池園哲郎先生に診断の進め方と鑑別診断について解説いただいた．

　めまい診療を行う様々な場面を想定して，どのように診断を進めていくかがわかりやすくまとめることができたと考えている．この特集が諸先生の実際のめまい診療にお役に立てれば幸いである．

2021 年 12 月

角南貴司子

KEY WORDS INDEX

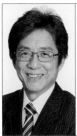	**池園　哲郎** （いけぞの　てつお） 1988年　日本医科大学卒業 1992年　同大学大学院修了 　　　　米国 National Institutes of Health, Visiting Fellow 1995年　日本医科大学耳鼻咽喉科, 助手 1996年　伊勢崎市民病院耳鼻咽喉科, 医長 2000年　日本医科大学耳鼻咽喉科, 講師 2007年　同, 准教授 2011年　埼玉医科大学耳鼻咽喉科, 教授 2018年　同大学病院, 副院長
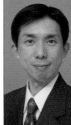	**清水　謙祐** （きよみず　けんすけ） 1992年　長崎大学卒業 1993年　函館市港内科クリニック 1994年　宮崎医科大学耳鼻咽喉科入局 2005年　医療法人悠生会（2010年　同法人建悠会に変更）吉田病院精神科 2011年　宮崎大学大学院修了　同大学耳鼻咽喉科, 非常勤講師 2019年　同, 臨床教授　吉田病院耳鼻咽喉科標榜
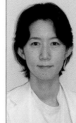	**角南　貴司子** （すなみ　きしこ） 1993年　大阪市立大学卒業　同大学耳鼻咽喉科入局 1999年　同大学大学院修了　同大学大学院医学研究科耳鼻咽喉病態学, 助手 2004～05年　ドイツ, ミュンヘン大学神経内科留学 2005年　大阪市立大学大学院医学研究科耳鼻咽喉病態学, 講師 2017年　同, 准教授 2019年　同, 教授
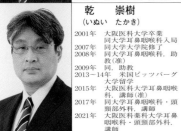	**乾　崇樹** （いぬい　たかき） 2001年　大阪医科大学卒業　同大学耳鼻咽喉科入局 2007年　同大学大学院修了 2008年　同大学耳鼻咽喉科, 助教（准） 2009年　同, 助教 2013～14年　米国ピッツバーグ大学留学 2015年　大阪医科大学耳鼻咽喉科, 講師（准） 2017年　同大学耳鼻咽喉科・頭頸部外科, 講師 2021年　大阪医科薬科大学耳鼻咽喉科・頭頸部外科, 講師
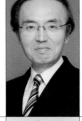	**肥塚　泉** （こいづか　いずみ） 1981年　聖マリアンナ医科大学卒業　大阪大学耳鼻咽喉科入局 1988年　同科, 助手 1990年　米国ピッツバーグ大学耳鼻咽喉科留学 1992年　大阪大学耳鼻咽喉科, 学内講師 1994年　東大阪市立中央病院耳鼻咽喉科, 部長 1995年　聖マリアンナ医科大学耳鼻咽喉科, 講師　宇宙開発事業団（NASDA）宇宙環境利用推進部, 招聘開発部員（併任） 1997年　聖マリアンナ医科大学耳鼻咽喉科, 助教授 2000年　同, 教授
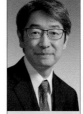	**堀井　新** （ほりい　あらた） 1989年　徳島大学卒業 1994年　大阪大学大学院博士課程修了　大阪通信病院耳鼻咽喉科 1997年　大阪大学医学部, 助手 1998～2000年　ニュージーランド, オタゴ大学医学部薬理学教室留学 2006年　大阪大学医学部, 講師 2009年　市立吹田市民病院耳鼻咽喉科, 部長 2013年　国立病院機構大阪医療センター耳鼻咽喉科長 2015年　新潟大学医学部耳鼻咽喉・頭頸部外科, 教授
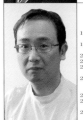	**今井　貴夫** （いまい　たかお） 1995年　大阪大学卒業　同大学耳鼻咽喉科入局 1998年　米国マウントサイナイ医科大学留学 2000年　大阪大学大学院修了 2001年　関西労災病院耳鼻咽喉科 2007年　大阪船員保険病院耳鼻咽喉科 2009年　大阪大学大学院医学系研究科耳鼻咽喉科・頭頸部外科学, 助教 2014年　同, 講師 2015年　大阪労災病院耳鼻咽喉科, 副部長 2016年　大阪大学大学院医学系研究科耳鼻咽喉科・頭頸部外科, 講師 2019年　同, 准教授
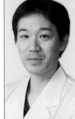	**神田　裕樹** （こうだ　ゆうき） 2009年　大阪市立大学卒業 2011年　同大学大学院医学研究科耳鼻咽喉病態学入局 2016～17年　大阪市立総合医療センター耳鼻咽喉科・小児耳鼻咽喉科 2020年　大阪市立大学大学院修了　同大学大学院医学研究科耳鼻咽喉病態学, 病院講師
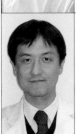	**北原　糺** （きたはら　ただし） 1992年　大阪大学卒業 1997年　同大学医学部大学院修了　大阪労災病院耳鼻咽喉科 2001年　大阪大学医学部耳鼻咽喉科, 助手 2002年　米国ピッツバーグ大学平衡研究部門, 研究員 2008年　大阪大学医学部耳鼻咽喉科, 講師 2010年　大阪労災病院耳鼻咽喉科, 部長 2012年　大阪大学医学部耳鼻咽喉科, 准教授 2014年　奈良県立医科大学耳鼻咽喉・頭頸部外科, 教授 2016年　同大学附属病院めまいセンター長兼任
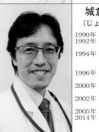	**城倉　健** （じょうくら　けん） 1990年　横浜市立大学卒業 1992年　同大学附属病院神経内科 1994年　松戸市立福祉医療センター東松戸病院神経内科 1996年　横浜市立大学附属浦舟病院神経内科 2000年　同大学附属市民総合医療センター 2002年　平塚共済病院神経内科, 部長 2005年　同, 脳卒中センター長 2014年　横浜市立脳卒中・神経脊椎センター, 副院長

WRITERS FILE ライターズファイル（50音順）

CONTENTS　"めまい"を訴える患者の診かた

編集企画／角南貴司子
大阪市立大学教授

Monthly Book ENTONI　No. 267/2022. 2　目次

編集主幹／曾根三千彦　香取幸夫

【ENTONI®（エントーニ）】
ENTONIとは「ENT」（英語の ear, nose and throat：耳鼻咽喉科）にイタリア語の接尾辞 ONE の複数形を表す ONI をつけ，耳鼻咽喉科領域を専門とする人々を示す造語．

エキスパートから学ぶ
めまい診療

MB ENTONI **No. 249**（2020 年 9 月増大号）
編集企画／將積日出夫（富山大学教授）
定価 5,280 円（本体 4,800 円＋税）156 頁

日常診療でよくみられる症状の 1 つであるめまいの
急性期から慢性めまいの診療に必要な
検査、診断基準、治療法に関する最新の情報を、
めまいのエキスパートによりまとめられた
すぐに役立つ 1 冊！

CONTENTS

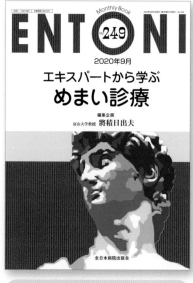

好評増大号

全日本病院出版会　〒113-0033 東京都文京区本郷 3-16-4　Tel：03-5689-5989
www.zenniti.com　　　　　　　　　　　　　　　　　　　　　Fax：03-5689-8030

MB ENT, 267：1-7, 2022

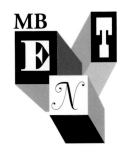

◆特集・"めまい"を訴える患者の診かた

救急におけるめまいを訴える患者の診かた

城倉 健*

Abstract 救急におけるめまい診療では，中枢性めまいと末梢性めまいを効率的に鑑別することが要求される．中枢性めまいはめまい以外の神経症候を確認することで診断し，めまい以外の神経症候（蝸牛症状を除く）を伴わない末梢性めまいは特徴的な眼振により診断する．眼振は中枢性めまいの診断に役立つ場合もある．MRI などの画像検査（中枢性めまいの確認）や vHIT などの末梢前庭検査（末梢性めまいの確認）は，診察所見による鑑別結果の確認の意味合いが強い．

Key words 急性めまい（acute vertigo/dizziness），鑑別診断（differential diagnosis），神経学的所見（neurological signs/symptoms），眼振（nystagmus），MRI（magnetic resonance imaging），vHIT（video head impulse test）

はじめに

一般的な感覚（視覚，聴覚，嗅覚，味覚，体性感覚）にはそれぞれに特異的な受容器があり，1対1で対応する中枢で認識されている．しかしながら平衡感覚は，特異的な受容器や1対1で対応する中枢は存在せず，前庭感覚，視覚，体性感覚（主として深部感覚）の3種類の感覚情報を中枢神経系で統合することで認識されている（図1）．めまいは，これらの感覚情報間のミスマッチにより生じる異常感覚である．

したがって理論的には，前庭感覚，視覚，体性感覚のどれに異常があってもめまいが生じ得るが，実際にはほとんどのめまいは前庭感覚の異常に起因する．視覚や体性感覚の異常は，例え平衡障害の原因になっていたとしても，他の異常感覚（見えにくさやしびれなど）として知覚されることが多いためである．前庭感覚は，受容器（半規管と耳石器）のある内耳から脳幹の前庭神経核に伝えられ，小脳による調整を受けつつ脳幹を上行し，大脳に到達する．便宜上，内耳（受容器ないしそこ

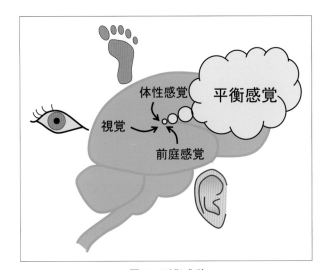

図 1. 平衡感覚

から脳幹に至る前庭神経）の障害によるめまいを末梢性めまい，脳幹以降の脳内感覚情報伝達経路の障害によるめまいを中枢性めまいと呼ぶことが多い．

実臨床の場では，めまいは内耳の障害に起因する末梢性めまいが圧倒的に多い[1]．一方，脳の障

* Johkura Ken，〒 235-0012 神奈川県横浜市磯子区滝頭 1-2-1　横浜市立脳卒中・神経脊椎センター，副病院長

害に起因する中枢性めまいは，頻度は低いものの重篤な疾患が原因であることが多い．したがって，めまいの鑑別診断では，多くの末梢性めまいの中から，中枢性めまいを効率的に見出すことがポイントになる．

問　診

めまいの発症様式や誘引，随伴症状（蝸牛症状や他の神経脱落症状など）の有無，患者自身の背景因子（脳血管障害の危険因子など）などを聴取することで，ある程度診断の見当をつけることができる．ただし，診断の決め手はあくまでも診察所見であることを忘れてはならない．

1．めまいの性状

回転性（周囲あるいは自分が回るような感じ），浮動性（ふらふらするような揺れているような感じ）といっためまいの性状から，中枢性めまいと末梢性めまいを鑑別することは難しい．回転性めまいは末梢性が多いが，急性発症した脳血管障害によるめまいも回転性となることは少なくない．また，前庭神経炎のような末梢性めまいであっても，発症から多少時間が経過すれば浮動性めまいで受診する．

2．めまいの誘因と発症様式

急性発症した単発性（初回）めまいは，中枢性，末梢性を問わずすべての原疾患を念頭に置かなければならない．後述する反復する特徴を持つめまい疾患も，最初は単発性めまいで受診する．一方，再発性（反復性）のめまいは，問診からある程度診断の見当をつけることができる[2]．例えば，特定の頭位変換で誘発される数十秒～数分の短いめまいを反復するのであれば良性発作性頭位めまい症を，蝸牛症状（聴力低下や耳鳴，耳閉感）を伴う数十分～数時間のめまいを反復するのであればメニエール病の可能性を考慮する．

3．めまいの随伴症状

嘔吐はすべてのめまいに随伴し得る症状なので，鑑別の役には立たない．蝸牛症状を伴えば内耳由来の末梢性めまいの可能性が高いが，蝸牛症状は前下小脳動脈閉塞による脳梗塞でも出現する．頭痛を伴うめまいは椎骨動脈の解離や小脳出血の可能性がある．ただし，末梢性めまいでも，緊張型頭痛を続発することは多い．めまいが片頭痛の部分症状として出現することもある．一方，随伴する自覚症状として，複視や構音障害，麻痺や感覚障害などの神経脱落症状を疑わせるものがあれば，脳血管障害の可能性が極めて高い（後述）．

診察所見

めまいの鑑別診断は，実際の診察所見が決め手になることが多い．中枢性めまいを診断するためには，中枢性めまいの特徴である，「めまい以外の神経症候を伴う」点に注目する．一方，めまい以外の神経症候（蝸牛症状を除く）を伴わない末梢性めまいは，眼振により診断する．

1．めまい以外の神経症候による鑑別

中枢性めまいを鑑別するためには，「めまい以外の神経症候」を見つけ出すことがもっとも重要である．鑑別の指標となる神経症候は，めまいを呈する中枢病変で出現しやすく，しかも患者に負担のない簡単な診察で見つけられるものがよい．

通常，中枢性めまいの責任病巣は脳幹か小脳に存在する．したがって，脳幹や小脳の血管障害で出現することが多い神経症候を鑑別の指標とする（表1）．一般的には，眼球運動障害や眼球偏倚，構音障害，麻痺や感覚障害，手や足の小脳性運動失調である肢節運動失調（協調運動障害），体幹失調（小脳性平衡障害）を確認することになるが（図2）[2]，中枢性めまいの中では比較的頻度の高い延髄の血管障害に的を絞り，Horner 症候群や skew deviation に特別注目する方法もある[3)~5)]．また，体幹失調も，中枢性めまいの中で比較的頻度の高い後下小脳動脈（PICA）領域の血管障害では唯一の「めまい以外の神経症候」になるため，忘れずに確認する必要がある．小脳性の体幹失調は視覚や深部感覚による補正が効きづらいため，開眼して足を踏ん張った状態でもわかりやすいことが多い．ストレッチャーで搬送された患者で立位が事

表 1. 中枢性めまいの鑑別の指標となるめまい以外の神経症候

神経症候	めまいで受診した場合の主な責任病巣
眼球運動障害	中脳, 橋
眼球偏倚(特に skew deviation)	延髄
Horner 症候群	延髄
眼振(特に注視誘発眼振)	小脳
構音障害	延髄, 小脳
顔面麻痺	橋
上下肢麻痺	中脳, 橋, 延髄
感覚障害	視床, 橋, 延髄
肢節運動失調(小脳性協調運動障害)	小脳(上小脳動脈, 前下小脳動脈領域)
体幹失調(小脳性平衡障害)	小脳(後下小脳動脈領域)

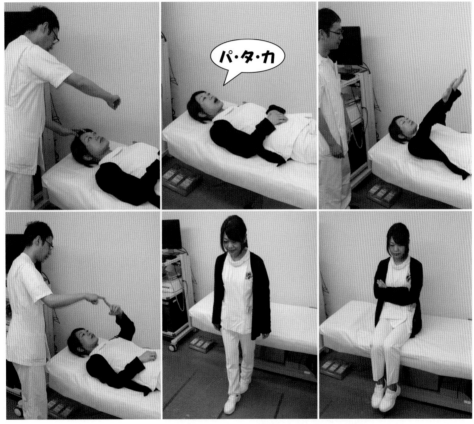

図 2. 中枢性めまいの鑑別のための診察(めまい以外の神経症候)
視標の追視,「パタカ」を繰り返し言わせる, Barré 徴候の確認, 指鼻試験の確認, 起立や歩行の安定性の確認などの基本的な診察を行う(起立が無理であれば膝閉じ端座位保持の確認)

実上困難な場合には, ベッド上での端座位で体幹失調の有無の確認を行うとよい(膝を閉じた状態で手の支えなしで座位が保てるかどうか確認する)(図2).

2. 眼振による鑑別

末梢性めまいはめまい以外の神経症候(蝸牛症状を除く)を伴わないため, 眼振の観察が重要になる(表2). 末梢性めまいの眼振は, 注視下では抑制されて目立たなくなるため, 診察には Fren-

表 2. 末梢性めまいを示唆する眼振

眼振の種類	原疾患
Dix-Hallpike test で誘発される回旋性眼振（垂直成分あり）	後半規管型良性発作性頭位めまい症（極めて稀に前半規管型良性発作性頭位めまい症）
Supine head-roll test で誘発される方向交代性の水平性眼振	外側半規管型良性発作性頭位めまい症（向地性なら半規管結石症，背地性ならクプラ結石症）
自発性に出現している方向固定性の水平性眼振（回旋成分あり）	一側末梢前庭障害（良性発作性頭位めまい症以外の末梢性めまい）

表 3. 中枢性めまいでしか出現しない眼振

眼振の種類		主な責任病巣
注視誘発眼振		小脳
純粋に垂直性の自発眼振	上眼瞼向き	中脳，延髄
	下眼瞼向き	小脳
純粋に回旋性の自発眼振		延髄

zel 眼鏡が必要である．また，末梢性めまいでは出現し得ない眼振を見つけ出せれば，眼振から中枢性めまいを診断することもできる（表3）．

めまいの原因の大部分を占める末梢前庭障害の中で，特に多い疾患は良性発作性頭位めまい症（benign paroxysmal positional vertigo；BPPV）である．BPPV はいくつかのタイプがあるが，通常遭遇するのは後半規管型と外側半規管型である．後半規管型 BPPV は，座位から患側（右または左）を下にした懸垂頭位への変換（Dix-Hallpike test）で，患側向き回旋性眼振（眼球の上極が患側に向かう急速相を持つ回旋性眼振，厳密には上眼瞼向きの垂直成分を含む）を認めることが特徴である（図3-b①）．一方，外側半規管型 BPPV では，患者を仰臥位にして右下，次いで左下頭位にすると（supine head-roll test），方向交代性眼振（右下頭位と左下頭位で方向が逆転する水平性眼振）がみられる（図3-b②）．眼振の方向が地面方向（方向交代性向地性眼振）だった場合には半規管内を耳石が浮遊している半規管結石症であり，天井方向（方向交代性背地性眼振）だった場合にはクプラに耳石が付着したクプラ結石症である．

BPPV 以外の末梢性めまい，つまり前庭神経炎のような一側の末梢前庭障害では，頭位変化などで誘発されるのではなく，座位でも臥位でも常に一定の方向で自発性に出現する水平性眼振（方向固定性水平性眼振，厳密には回旋成分を含む）が

特徴である．方向固定性の自発眼振は，眼振の方向（急速相の方向）を注視させると増強する性質を持つ（Alexander の法則）（図3-b③）．

末梢性めまいでは出現し得ない眼振を知っておくことも，めまいの鑑別に役立つ．中枢性めまいでしか出現しない眼振は，注視誘発眼振（右を向いたら右向き眼振が出現し，左を向いたら左向き眼振が出現する），純粋な垂直性眼振，純粋な回旋性眼振の3種類である（表3）．なお，極端な側方視をさせると健常人でも注視誘発眼振が出現すること（極位眼振），および垂直性眼振や回旋性眼振が中枢性めまいを示唆するのは，頭を起こした状態で自発眼振として認められた場合であることに注意する．

末梢性めまいを示唆する方向固定性水平性眼振（BPPV 以外の末梢性めまい）や方向交代性背地性眼振（外側半規管型クプラ結石症）は，中枢性めまいでも出現することがある．いずれも眼振を詳細に観察すれば，中枢性か末梢性かを鑑別することが可能だが[6]，中枢性めまいに伴うめまい以外の神経症候（特に体幹失調）に注目したほうが鑑別は容易である．

3．めまいを鑑別するための診察のまとめ

診察所見によるめまいの鑑別方法をまとめると，急性発症しためまいの場合，まず中枢性めまいを鑑別するために，前述した指標となる「めまい以外の神経症候」を探す．チェックすべき中枢性めまいの指標となるめまい以外の神経症候は，簡単に診察できる基本的なもののみで十分であるが，体幹失調を忘れないようにする．眼球運動の観察の際は，同時に Horner 症候群や skew deviation の有無，注視誘発眼振の有無も確認するとより確実である．ちなみに側方視時に片側のみ注視誘発眼振がみられる場合には，方向固定性眼振

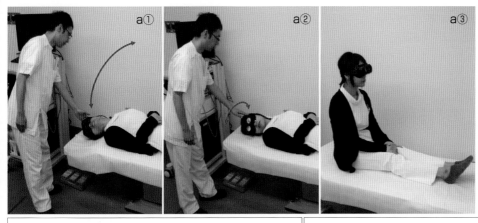

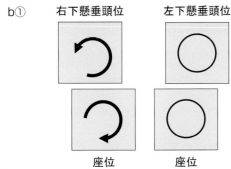

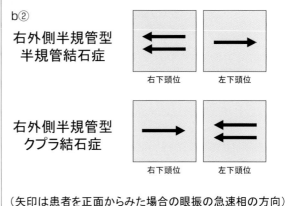

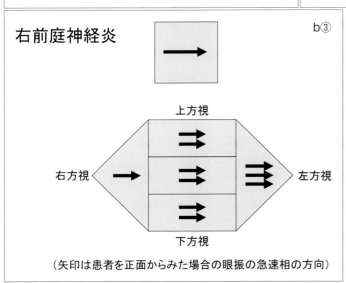

図 3.
a：末梢性めまいの鑑別のための診察（眼振）
　①：Dix-Hallpike test
　②：Supine head-roll test
　③：自発眼振の観察

b：末梢性めまいでみられる眼振
　①：Dix-Hallpike test．右下ないし左下懸垂頭位のどちらかで回旋性眼振が出現すれば，後半規管型良性発作性頭位めまい症の可能性が高い．右後半規管型良性発作性頭位めまい症であれば，右下懸垂頭位で右向き回旋性眼振（厳密には上眼瞼向き成分が混じる）が出現し，座位に戻すと逆に左向き回旋性眼振（厳密には下眼瞼向き成分が混じる）が出現する．左後半規管型であれば左下懸垂頭位で左向き回旋性眼振が出現し，座位に戻すと右向き回旋性眼振が出現する
　②：Supine head-roll test．右下頭位と左下頭位で方向が逆転する方向交代性眼振がみられたら，外側半規管型良性発作性頭位めまい症の可能性が高い．眼振の方向が地面方向（向地性眼振）なら半規管結石症，天井方向（背地性眼振）ならクプラ結石症である．半規管結石症（向地性眼振）は眼振が目立つ頭位で下になった側が患側であり，クプラ結石症（背地性眼振）は眼振が目立つ頭位で上になった側が患側である
　③：自発眼振の観察．前庭神経炎のような一側末梢前庭障害では，自発性に出現する頭位によらない方向固定性水平性眼振（厳密には回旋成分が混じる）がみられる（上段）．通常眼振の向きは健側向きである．自発眼振は一般に眼振の方向を注視すると増強する性質がある（下段）

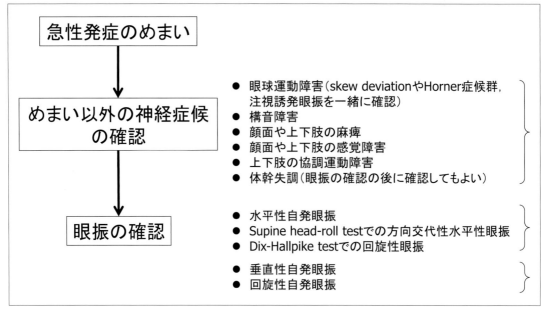

図 4. めまいの鑑別のための診察のまとめ

（末梢前庭障害）の Alexander の法則による増強である可能性がある（眼振の急速相と反対側の末梢前庭障害）．中枢性めまいの鑑別の後に，頻度の圧倒的に高い末梢性めまいを，Frenzel 眼鏡を用いて「眼振」を観察することで診断する．眼振は，座位で自発性眼振の観察をした後に，supine head-roll test での方向交代性の頭位眼振の観察および Dix-Hallpike test での回旋性の頭位変換眼振の観察を行うとよい（図 4）．眼振の観察の際には，ついでに垂直性や回旋性の自発眼振の有無（垂直性や回旋性の自発眼振はいずれも末梢性ではなく中枢性めまいを示唆）も併せてチェックする．

検査所見

1．中枢性めまい

脳 CT や MRI でめまいの原因となる中枢病変が確認できれば，中枢性めまいの確定診断ができる．ただし，こうした画像検査で異常所見がなくても中枢性めまいは否定できない．例えば，脳出血の場合，通常であれば CT で高い感度で検出できる．しかしながら，めまいの原因となる後頭蓋下の出血は，骨によるアーチファクトでうまく検出できないことも多い．一方，脳梗塞の場合にも，通常であれば検出感度の高い MRI 拡散強調画像でも，発症から 1〜2 時間しか経っていない超急性

期の梗塞は検出できないことが多い．さらに，脳幹や小脳といった後方循環系の梗塞は，拡散強調画像偽陰性が多いことも知られている[7]．

したがって，急性めまいの場合，画像検査は診察によって鑑別した中枢性めまいを確認するための検査として位置づけられるべきである．

2．末梢性めまい

BPPV 以外の末梢性めまいでは，半規管機能が低下していることが多い．したがって，半規管機能の低下を検出する温度刺激検査（caloric test）や video head impulse test（vHIT）は，末梢性めまいの鑑別において有用である．近年では，温度刺激検査に比べ侵襲が少なく，検査時間も短い vHIT が主流になりつつある．ただし，延髄や小脳の梗塞の原因となる椎骨動脈の解離では禁忌であり，頸椎病変などで施行できない場合も多い．ビデオを用いず，肉眼で catch-up saccade を観察する head impulse test もある程度有用であるが，自発眼振が目立つめまい急性期では判断に迷うことが多い．末梢性めまいでは，耳石器機能が低下することもある．耳石器機能は，前庭誘発筋電位（vestibular evoked myogenic potential；VEMP）で測定できるが，VEMP は末梢性の耳石器障害の他に，中枢性の反射経路の障害でも異常が出る．

温度刺激検査や vHIT は，診察により得た末梢

性めまいの診断を確認する意味合いが大きい.
VEMP は刺激条件に左右されるため，結果の解釈
がやや曖昧であるが，温度刺激検査や vHIT で検
出できない末梢性めまいを検出できることもある.

文　献

1) Kerber KA, Brown DL, Lisabeth LD, et al：Stroke among patients with dizziness, vertigo, and imbalance in the emergency department：a population-based study. Stroke, **37**：2484-2487, 2006.

2) 学会のあり方委員会：急性期めまいの診療フローチャート. Equilibrium Res, **78**：607-610, 2019.

3) Kattah JC, Talkad AV, Wang DZ, et al：HINTS to diagnose stroke in the acute vestibular syndrome：three-step bedside oculomotor examination more sensitive than early MRI diffusion-weighted imaging. Stroke, **40**：3504-3510, 2009.

4) 新藤　晋：「めまい＝画像検査」になっていませんか？　中枢性めまい診断における HINTS の重要性と施行上のピットフォール. 総合診療, **27**：1338-1344, 2017.

5) 山田晋一郎，伊藤大輔，服部　誠ほか：急性のめまいで発症する脳梗塞の初診時診断精度向上の試み：「めまいテンプレート」の有用性. 脳卒, **35**：79-85, 2013.

6) Johkura K, Kudo Y, Sugawara E：Differential diagnosis of apogeotropic positional nystagmus in the emergency room. J Neurol Sci, **400**：180-181, 2019.
Summary 救急外来で中枢性病変による方向交代性背地性眼振を見分ける方法.

7) Oppenheim C, Stanescu R, Dormont D, et al：False-negative diffusion-weighted MR findings in acute ischemic stroke. AJNR Am J Neuroradiol, **21**：1434-1440, 2000.

"知りたい"めまい
"知っておきたい"めまい薬物治療

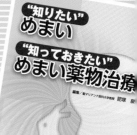
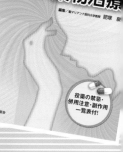

おかげさまで大好評!!

編集／聖マリアンナ医科大学教授　肥塚　泉

B5判　166頁　定価4,950円（本体4,500円＋税）
2012年10月発行

目 次

めまい領域を専門としない耳鼻咽喉科医をはじめ、診療科を超えた幅広い分野の先生方にも理解しやすい、境界領域としてのめまい疾患の診断と治療について解説!!

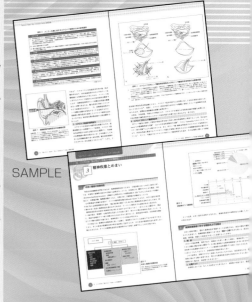

SAMPLE

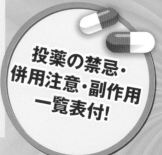

投薬の禁忌・併用注意・副作用一覧表付!

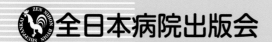

全日本病院出版会

〒113-0033 東京都文京区本郷3-16-4
Tel:03-5689-5989　　Fax:03-5689-8030

MB ENT, 267：9-15, 2022

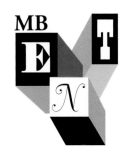

◆特集・"めまい"を訴える患者の診かた

頭痛を訴えるめまい患者の診かた

乾　崇樹*

Abstract　めまいと頭痛はともに頻度の高い身体症状であり，患者がこれらを同時に抱えていることも多い．頭痛を訴えるめまい患者の診療にあたっては，最初に危険なめまいと頭痛を除外する．中枢性めまいの除外に加え，危険な二次性頭痛としてくも膜下出血や椎骨動脈解離などに注意する．一次性頭痛では片頭痛と緊張型頭痛にめまいが多く経験される．頭痛の性状から鑑別を進めるとともに，めまいと頭痛が個別に出現しているのか，連動しているのかをダイヤリーを活用するなどして確認する．また，片頭痛の症状の一つとしてめまいを反復する前庭性片頭痛は，めまいの性状に類似点のあるメニエール病との鑑別が重要となる．さらに，めまい患者が頭痛を自覚していても，その頭痛を訴えとして医療者に伝えないことが多くあり，めまい患者に対して医療者側からの問診により頭痛の有無，めまいとの連動を確認することが重要である．

Key words　前庭性片頭痛(vestibular migraine)，問診(medical interview)，一次性頭痛(primary headache)，二次性頭痛(secondary headache)，国際頭痛分類(The International Classification of Headache Disorders)，発症時期(onset)

はじめに

　めまいと頭痛はともに非常に多くみられる身体症状であり，日常生活や勤労に制限がかかりうるなど QOL 低下に直結するものである．厚生労働省の調査によれば，本邦におけるめまいの有訴者率は 21.6%(男性 12.8%，女性 29.7%)，頭痛の有訴者率は 36.8%(男性 21.9%，女性 50.6%)と報告されている[1]．また，本邦で頭痛により年間約 6,000 億円の経済的損失が発生しているものと推定されており，そのうち約半分を片頭痛が占めるとされる[2]．実臨床の場では，めまいを主訴に受診した患者が同時に頭痛も訴えている場合も多い．めまいと頭痛はともに頻度が高いゆえに併存していることがあるほか，これらが共通の病態の症状として出現することもある．その一つとして，近年注目されている前庭性片頭痛(vestibular migraine；VM)が挙げられる．本稿ではこれらについて文献的な考察や自験例を含め，問診から診断，対応までについて概説するが，あくまでめまいを主訴として耳鼻咽喉科を受診した患者が頭痛も訴えているという前提で話を進める．とりわけ，注意すべき二次性頭痛と，片頭痛と緊張型頭痛の特徴および前庭性片頭痛について述べる．なお，頭痛の診断基準は国際頭痛分類(The International Classification of Headache Disorders, 3rd edition；ICHD-3)[3]によった．

頭痛を訴えるめまい患者の診療の実際

　Sakai らによる本邦における大規模調査からは，慢性頭痛を有する人は 4,000 万人と推定されている．有病率としては片頭痛が 8.4%，緊張型頭痛が 22.3% で，それぞれ日常生活に支障をきたしている割合は 74%，29.2% と報告されている[4]．五島らによる頭痛センターの外来におけるアンケート結果では，何らかのめまいがあると回答し

* Inui Takaki，〒 569-8686　大阪府高槻市大学町 2-7　大阪医科薬科大学耳鼻咽喉科・頭頸部外科，講師

た症例は緊張型頭痛の34.2%，前兆のある片頭痛の62.9%，前兆のない片頭痛の56.4%であったという[5]．Ekludによれば，メニエール病患者の70%に頭痛の既往があり，その頭痛に耳鳴，視覚異常，嘔気，回転性めまいなどを伴うとされており[6]，片頭痛の様々な症状のうちの一つとしてめまいが生じたものとされる前庭性片頭痛の合併も示唆される報告である．

このように，めまいと頭痛の併存する症例は頭痛では特に片頭痛に多く，ついで緊張型頭痛に多い．そして，めまいではメニエール病で頭痛の合併が多い．片頭痛に関連するめまいとして前庭性片頭痛があり，そのめまいの性状はメニエール病のめまいと重複している点が多く，鑑別に難渋することも多い．これを受け，多岐にわたる頭痛の診療を日常的に行っているわけではない耳鼻咽喉科医がとりやすいアプローチとして，まず危険なめまいと頭痛を除外したうえで，頭痛の性状から典型的な片頭痛を見出し，さらにその頭痛がめまいと連動しているかどうかを確認していくと病態を把握しやすい．めまいの診断については，元来耳鼻咽喉科医が得意とするところであるので，通常のアプローチで診断を行う．治療としては，頭痛とめまいそれぞれの評価に従い個別に対応するほか，病態として一連のものが疑われる場合には同時に治療を進めていく．

危険な症例の除外
〜見逃してはならない二次性頭痛

めまいとともに頭痛を訴える患者の診療において，最初に行うべきはめまい，頭痛双方の中枢性障害の除外となる．中枢性めまいの鑑別についての詳細な解説は他稿に譲るが，当初はめまいのみを認め，知覚障害，四肢麻痺など中枢神経障害による症状が遅れて出現してくる症例もあるため，高齢者や循環系の合併症を有するなどハイリスクな症例ではしばらく注意して経過をみる必要がある．また，末梢性めまいでは自覚症状，眼振，体平衡障害の程度が相関することが多いが，「まっ

たく立てないのに眼振がない」など，このバランスが乖離した症例に注意することも重要である[7]．

頭痛は一次性頭痛と二次性頭痛に大別される．一次性頭痛は「他の障害を原因としない，あるいは起因したものではない頭痛，または頭痛性疾患」と定義され，生命にかかわる事態に至ることはない．二次性頭痛は頭蓋内に限らず，「他の根本的な障害を原因とした頭痛，または頭痛性疾患」とされる[3]．二次性頭痛の原因として，耳鼻咽喉科医になじみの深い副鼻腔炎や中耳炎の他，くも膜下出血(subarachnoid hemorrhage；SAH)など生命予後にかかわる疾患によるものがあり注意を要する[3]．また最近では，新型コロナウイルスへの対応として長時間装用するフェイスシールドが医療従事者の頭痛とめまいを増悪させたという報告もある[8]．

二次性頭痛を訴える症例で，頭痛が非常にひどい，他の神経症状を伴うなどにより救急搬送されるような症例は，耳鼻咽喉科で初動の診察にあたることは少ないと考えられる．しかし軽度〜中等度の頭痛で随伴症状がない症例はwalk inで受診することがあるため，その中で危険度の高いものを見逃さないようにすることが重要となる．危険な二次性頭痛は雷鳴頭痛で発症することが多い．雷鳴頭痛とは突発的に起こり，1分未満で痛みの強さがピークに達する頭痛の総称であり[9]，危険な二次性頭痛はしばしばこの様式で発症する．初めて生じた，あるいは発症後回数の少ない頭痛や，あるいは以前から頭痛はあるものの「これまで感じたことのないレベルの頭痛」の場合には，危険な頭痛の除外を画像診断などで行う必要がある．危険度の高い二次性頭痛として，SAH，頭蓋内動脈解離，可逆性脳血管攣縮症候群，下垂体卒中，緑内障，髄膜炎・脳炎が挙げられる[10]．この中で特に耳鼻咽喉科医が注意しなければならないのはSAHと頭蓋内動脈解離，とりわけ椎骨動脈解離である．SAHのうち約20%はwalk inでの受診であるが，74%が雷鳴頭痛であり，頭痛が突然の発症であったか十分に確認する必要がある．

表 1. 片頭痛と緊張型頭痛の比較

	片頭痛	緊張型頭痛
頻度，回数	条件をみたす頭痛が 5 回以上	サブタイプにより年間 12 日未満〜180 日以上と様々
持続時間	4〜72 時間	30 分〜7 日
程度	中等度〜重度	軽度〜中等度
性状	片側性(両側のこともある)，拍動性	一般に両側性，圧迫感，締めつけ感
体動での増悪	多い	稀
嘔吐	多い	なし
光過敏	多い	稀

SAH は当初何度かの軽症の頭痛で発症し，その後ひどい頭痛として発症することもある．後述する片頭痛の診断において「5 回以上」との規定があるが，この点から頭痛の回数について確認することも重要である．一方で，めまい症状で受診した SAH[11]や，脳動脈破裂による SAH の 4%がめまいを主訴に受診した[12]との報告もある．椎骨動脈解離は，中高齢者は高血圧や動脈硬化が，若年者はスポーツ中など比較的軽微な頭頸部の外傷が原因であることが多く，解離に伴い後頸部痛が先行し，頭痛の発症から数日以内に SAH あるいは脳梗塞を発症し，回転性めまいなどを主訴に受診することがあるため注意が必要である[13)14)]．解離を生じた血管と同側の後頭部痛や頸部痛で発症することが多いため，特に持続する片側後頸部痛の鑑別として重要で，診断には血管評価を含めた画像診断が重要である．一般外来で頭痛やめまいを主訴とする患者を対象として MRI/MRA を施行すると，その約 1.2%に動脈解離の所見がみられたという報告がある[15)]．また，聴神経腫瘍を含めた脳腫瘍によって頭痛とめまいを生じることもある．こういった疾患を疑う場合には速やかに画像診断を行う．上記のような問題がみられた場合，あるいは否定できない場合には頭蓋内疾患の専門科への相談が必要になる．

一次性頭痛の鑑別

一次性頭痛では前述の通り，片頭痛と緊張型頭痛にめまい症状が多くみられる．それぞれの診断基準は ICHD-3 に詳細が記載されているが，体動で頭痛が増悪するか否か，嘔吐や光線過敏を伴うかを確認することが鑑別に有用である(表 1)．ただし，片頭痛と緊張型頭痛など複数の頭痛が併存

している症例もある．一般的な投薬で改善が得られない場合など，頭痛ダイヤリー[16)]を用いるなど詳細な頭痛の情報を得ることが重要である．また，治療には薬物療法と非薬物療法があり，頭痛の増悪因子を把握してこれを避けるなど患者自身の治療への参加が重要である．スムーズに症状が改善しない場合には薬物乱用頭痛にも注意が必要であり，専門医に紹介することが望ましい．

片頭痛は片側性，拍動性，日常的な動作で増悪する，嘔吐や光過敏，音過敏を伴うなどが特徴としてみられる頭痛である．持続時間は 4〜72 時間で，中等度〜重度の頭痛であり，これは日常生活に影響をおよぼすレベルのものである．その病態生理については血管説，神経説と三叉神経血管説が提唱されており，未だ完全な解明には至っていないものの，局在性脳機能障害によって生じると考えられている前兆は脳の皮質拡延性抑制(cortical spreading depression；CSD)に由来し，頭痛の痛みは頭部の疼痛伝達や硬膜血管の神経調節に主たる関与をする三叉神経系の興奮やカルシトニン遺伝子関連タンパク(calcitonin-gene related peptide；CGRP)などの放出による症状であると，おおむね理解が得られてきている[17)]．片頭痛は，臨床的には主として「前兆のない片頭痛」と「前兆のある片頭痛」に分けられる．「前兆のある片頭痛」はさらに「脳幹性前兆を伴う片頭痛」など細分されるが，頻度としては「前兆のない片頭痛」より低い．良性発作性めまい(benign paroxysmal vertigo；BPV)は，ICHD-3 では「1.6 片頭痛に関連する周期性症候群」に規定されている[3)]．片側性，拍動性の頭痛を特徴とするが，40%は両側性の痛みを呈すると報告されている．また，片頭痛患者の 96%は日常的な動作により頭痛の増悪を

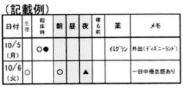

図 1. めまいと頭痛のダイヤリー

五島ら[20]によるものを使用．めまい発作(白抜き)と頭痛(黒塗り)が繰り返し連動していることが確認できる
(文献21より引用)

認めるとされており，鑑別において有用な特徴と考えられる[18]．片頭痛は様々な症状を呈しうるが，その中に耳鳴，耳閉感やめまいがあり，片頭痛の症状としてのめまい発作を前庭性片頭痛という．

　緊張型頭痛は大きくは「稀発反復性緊張型頭痛」「頻発反復性緊張型頭痛」「慢性緊張型頭痛」に分けられ，さらにそれぞれが頭蓋周囲の圧痛を伴うか否かで分類されている．頭痛は30分〜7日間持続するとされ，強さは軽度〜中等度と片頭痛よりも軽いことが多く，歩行や階段の昇降のような日常的な動作により増悪しない，悪心や嘔吐は少なく，光過敏や音過敏も頻度がそれほど高くないという特徴がある．このため稀発型は個人に及ぼす影響は少ないが，頻繁であれば薬剤費が高額となったり，慢性型ではQOLを大きく低下させる．その正確な発症機序は未だ不明であるが，稀発お

よび頻発反復性緊張型頭痛では末梢性疼痛メカニズム(筋緊張，筋膜因子，末梢性感作)が，慢性緊張型頭痛では中枢性疼痛メカニズム(ストレス，抑うつ気分，中枢痛覚処理異常，中枢性感作)が重要な役割を果たしている可能性が高いことが明らかになりつつある[19]．

頭痛とめまいの関係について

　めまいと頭痛との関係について，めまいと頭痛は一連の病態の結果として起こっているのか，または既往症あるいは併存症としての頭痛が訴えに含まれているだけなのかを評価する必要がある．そのためには，めまいと頭痛が連動して起こっているのか否か，そして頭痛は受診の契機となっためまいと同時期に発症しているのか，あるいは異なる時期に発症しているのか，という点について確認することが重要である．この点については明

表 2. 前庭性片頭痛の診断基準(ICHD-3)

A. CとDを満たす発作が5回以上ある
B. 現在または過去に「前兆のない片頭痛」または「前兆のある片頭痛」の確かな病歴がある
C. 5分~72時間の間で持続する中等度または重度の前庭症状がある
D. 発作のうち少なくとも50%は以下の3つの片頭痛の特徴のうち少なくとも1つを伴う
　①頭痛は以下の4つの特徴のうち少なくとも2項目を満たす
　　a)片側性
　　b)拍動性
　　c)中等度または重度
　　d)日常的な動作により頭痛が増悪する
　②光過敏と音過敏
　③視覚性前兆
E. ほかに最適なICHD-3の診断がない，または他の前庭疾患によらない

確に患者から情報が得られることがある一方で，患者自身もその関係を把握できていないこともある．そのような場合，患者に症状に関する日記を付けて貰うと頭痛とめまいの関係が明確になる症例がある．五島らは「めまいと頭痛のダイアリー」を作成し，その有用性を報告している(図1)[20)21)]．

前庭性片頭痛(VM)

VMは，片頭痛の様々な症状の一つとしてめまいを生じるものである．その病態はまだ明らかになっておらず，症例によって末梢前庭の異常が疑われるもの，中枢の異常が疑われるものの双方がみられる[22)]．実際に筆者らの経験でも，垂直性眼振を認めるもの，水平性眼振を認めるもの，眼振を認めないものなど様々であった[23)]．室伏はVMの病態仮説として，血管収縮による内耳虚血，CSDと同様の機序による神経障害，神経ペプチド放出による内耳での神経原性炎症，神経原性炎症の結果生じる内リンパ水腫，アロディニア(異痛症)と類似の感作，イオンチャネル異常などを提唱している[24)]．

VMの診断は，眼振や画像診断における特徴的な所見はなく，Bárány Societyと国際頭痛学会による診断基準に則って行う(表2)[25)]．VMのめまいの性状は回転性のものが多く，持続は数時間程度が多いとされる[24)]．また，片頭痛と同じく耳鳴や耳閉感といった蝸牛症状を伴うことも多いため，メニエール病(Ménière's disease；MD)との鑑別が重要となる．VMとMDの診断基準を比較したものを表に示す(表3)．この表からわかるように，両疾患のめまいはその基準に重複がみら

表 3. VMとMDのめまい症状の比較

	VM	MD
めまいの回数	5回以上	2回以上
めまいの持続時間	5分~72時間	20分~12時間[※1]
		10分~数時間[※2]
聴力低下(純音聴力検査)	問わない	必須
聴覚症状	頻発	必須
片頭痛	必須	問わない(合併は多い)

VM；前庭性片頭痛，国際頭痛分類第3版に準拠
MD：メニエール病
[※1]Bárány Society criteria 2015に準拠
[※2]日本めまい平衡医学会診断基準2017年改定の確実例に準拠

れ，例えばVMでも頭痛の有無が判明しなければMD非定型例(前庭型)と診断される可能性がある．さらに，MDは片頭痛およびVMと合併が多いことから，例えばMD症例に難聴を伴わないめまい発作を認める時など，VMとの鑑別が困難となる．また，めまい発作に難聴を含む蝸牛症状と片頭痛の症状両者を同時に伴う発作を繰り返す症例の報告があり[26)]，ICHD-3では「国際頭痛分類の将来の改訂において，前庭性片頭痛／メニエール病重複症候群という疾患名が組み入れられる可能性がある」と述べられている[3)]．近年こういった症例の報告も増えてきており，筆者らの施設でも経験がある[23)]．めまい専門医療機関において，全めまい疾患に占めるVMの割合は3.5~10%程度とされており[27)]，自験例ではめまい外来患者のうち4.3%を占めていた[23)]．

VMの治療は，片頭痛の治療に準じることになる．対症的な投薬としては，抗めまい薬の処方を行うことがあるほか，一定以上の頻度でめまいを生じているならば，片頭痛に対する発作予防薬の

表 4. VM 例における頭痛の確認

	患者から 訴えあり	医療者による 問診で確認
VM 発症群	14	5
VM 移行群	3	7

P＝0.030（フィッシャーの直接確率検定）

（文献 23 より引用）

表 5. 頭痛の確認過程とめまい・頭痛の病悩期間

		病悩期間	
		めまい≠頭痛	めまい＝頭痛
頭痛の確認	患者	6	5
	医療者	17	1

P＝0.02（フィッシャーの直接確率検定）

（文献 23 より改変）

投与を検討する．具体的には塩酸ロメリジンやバルプロ酸，呉茱萸湯などが用いられることが多いが，発作予防薬の効果判定には約 2 ヶ月を要するとされている[19]．同時に日記をつけさせるなどして食物，睡眠やストレスの状態など日常生活の中での増悪因子を把握し，これを避けることも重要である．また，前庭リハビリテーションの有効性も報告されている[28]．

頭痛を訴えない頭痛患者

めまいを主訴に耳鼻咽喉科を受診した患者の中には，頭痛が症状としてあるにもかかわらず頭痛があることを訴えない患者が一定数みられる．長期にわたる慢性頭痛を既往として持っている患者は特に注意が必要である．こういった患者がめまいを主訴として耳鼻咽喉科を受診した場合，問診の段階で頭痛があることが確認されないことがある．これは頭痛があることを隠しているのではなく，以前から日常的に経験してきている「いつもの頭痛」が，その時の受診のきっかけとなった新たな症状であるめまいと関係していることに患者自身が気付いていないため，患者にとって診療に必要な情報と認識されていないためと思われる．また，受診科が「耳鼻咽喉科」であるため，訴えの中心がめまいとなり，頭痛のことを話していない可能性もある．

筆者らの施設において VM と診断した患者 29 例において，めまい症状に随伴する頭痛の有無は 17 例で患者自身からの訴えに含まれていたが，残りの 12 人は診察医から頭痛はないかと問うことで初めて判明した．この中でも，VM として発症した患者（VM 発症群）に比べ，MD や BPPV など他の末梢性めまい疾患ですでに通院歴があり，その経過中に VM を発症した症例（VM 移行群）では有意に患者からの頭痛の訴えが少なかった（表

4）．また，頭痛の確認過程をめまい，頭痛それぞれの病悩期間の長さで比較すると，めまいと頭痛の病悩期間に差がある例では医療者からの問診で確認された例が多く，これらと比較するとめまいと頭痛の病悩期間に差がない例では有意に患者からの頭痛の訴えが多かった（表 5）[23]．患者からめまいと連動する頭痛の訴えがあれば VM 典型例の診断は容易である．しかしこの結果から，特に反復するめまい症例の診療において，医療者側から頭痛はないか，現在はなくとも過去にひどい頭痛がなかったか，場合によっては家族歴まで踏み込んで確認することが大切であると確認された．

まとめ

耳鼻咽喉科を受診する，頭痛を訴えるめまい患者の診療におけるエッセンスについて述べた．

危険な頭痛を見逃さないことと，片頭痛を見逃さないことが安全かつスムーズな診療のために重要である．

また，めまいの診療において，頭痛を自覚していても頭痛があることを医療者側に伝えない患者が一定数いるため，頭痛の有無について医療者側から積極的な問診を行うことが重要である．

文 献

1) 厚生労働省：2019 年　国民生活基礎調査の概況　https://www.mhlw.go.jp/toukei/saikin/hw/k-tyosa/k-tyosa19/index.html（2021/7/31 アクセス）
2) 間中信也，喜多村孝幸：頭痛大学　経済学部．http://zutsuu-daigaku.my.coocan.jp/gakubu/keizaigakubu.htm　日本の頭痛による経済損失（2005 年版）（2021/7/31 アクセス）
3) 国際頭痛学会・頭痛分類委員会（著）／日本頭痛学会・国際頭痛分類普及委員会（訳）：国際頭痛分類日本語版第 3 版（原書第 3 版）．医学書院，2018.

4) Sakai F, Igarashi H：Prevalence of migraine in Japan：a nationwide survey. Cephalalgia, **17**：15-22, 1997.
   Summary 本邦における片頭痛患者の実態についての調査.

5) 五島史行, 菊井祥二, 竹島多賀夫：頭痛センターにおける片頭痛および緊張型頭痛患者の「めまい」の実態調査. 日頭痛会誌, **42**：159-164, 2016.
   Summary 本邦での頭痛患者におけるめまいの有病率が報告されている.

6) Eklud S：Headache in Meniere's disease. Auris Nasus Larynx, **26**：427-433, 1995.

7) 乾 崇樹, 荒木倫利, 田中朝子ほか：急性めまいとして耳鼻咽喉科を受診した中枢性めまい17症例の検討. Equilibrium Res, **69**：198-206, 2010

8) 松崎一平, 榎原 毅：医療従事者のフェイスシールド着用が頭痛とめまいに及ぼす影響の検討. 人間工学, **56**：259-263, 2020.

9) Day JW, Raskin N：Thunderclap headache：symptom of unruptured cerebral aneurysm. Lancet, **2**：1247-1248, 1986.

10) 松森保彦：二次性頭痛 雷鳴頭痛をみたら何を疑うか. 内科, **115**：785-792, 2015.

11) 山口 聡：頭痛を認めず非定型的なめまい症状で受診したくも膜下出血の1症例. 麻酔, **68**：403-405, 2019

12) 藤岡正導, 村上雅二, 小山太郎ほか：頭痛のないくも膜下出血. 脳卒中, **22**：253, 2000.

13) Mizutani T：Natural course of intracranial arterial dissections. J Neurosurg, **114**：1037-1044, 2011.

14) 寺澤秀一：中枢疾患を見落とさないための診断技術 救急外来の立場から. MB ENT, **166**：60-65, 2014.

15) 西原 毅, 池上智子：頭蓋内動脈解離の経過とMRI/MRA所見. 京都医学会雑誌, **63**：9-13, 2016.

16) 日本頭痛学会HP：https://www.jhsnet.net/ichiran.html（2021/7/31アクセス）

17) 古和久典, 中島健二：片頭痛の病態生理. 診断と治療, **104**：823-828, 2016.

18) Rasmussen BK, Jensen R, Olesen J：A population-based analysis of the diagnostic criteria of the International Headache Society. Cephalalgia, **11**：129-134, 1991.

19) 慢性頭痛治療ガイドライン作成小委員会：慢性頭痛の診療ガイドライン **2013**：145-155, 医学書院, 2013.

20) 五島史行, 村上知聡, 齋藤弘亮ほか：めまいと頭痛のダイヤリーが前庭性片頭痛の診断に有用であった症例. Equilibrium Res, **78**：562-566, 2019.

21) 兼竹博文, 乾 崇樹, 栗山達朗ほか：前庭性片頭痛と遅発性内リンパ水腫の重複が疑われた症例. Equilibrium Res, **79**：549-556, 2020.

22) Kayan A, Hood D：Neuro-otological manifestations of migraine. Brain, **107**：1123-1142, 1984.

23) 乾 崇樹, 萩森伸一, 栗山達朗ほか：当科めまい外来における前庭性片頭痛例の検討—診断過程における問題点について—. Equilibrium Res, **79**：41-49, 2020.
   Summary 前庭性片頭痛患者において, 患者からの頭痛の訴えが少なく, 医療者からの問診が重要であることを報告した.

24) 室伏利久：片頭痛性めまい その病態の理解にむけて. 耳喉頭頸, **81**：737-745, 2009.

25) Lempert T, Olsen J, Furman J, et al：Vestibular migraine：diagnostic criteria. Consensus document of the Bárány Society and the International Headache Society. J Vestib Res, **22**：167-172, 2012.
   Summary 前庭性片頭痛に関する国際的な診断基準.

26) Murofushi T, Tsubota M, Kitao K, et al：Simultaneous presentation of definite vestibular migraine and definite Ménière's disease：overlapping syndrome of two diseases. Front Neurol, **9**：749, 2018.

27) 清水良憲：片頭痛関連めまいの治療経験. Equilibrium Res, **75**：47-53, 2016.

28) Alghadir AH, Anwer S：Effects of vestibular rehabilitation in the management of a vestibular migraine：a review. Front Neurol, **9**：440, 2018.

MB ENT, 267：16-19, 2022

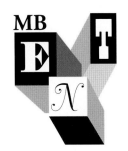

◆特集・"めまい"を訴える患者の診かた

めまいを訴える小児の診かた

神田裕樹*1　角南貴司子*2

Abstract　小児めまい患者は成人のめまい患者と同様に中枢性疾患や全身性疾患を除外することが第一に必要である．小児では，問診や検査所見で得られる情報が不十分となることが多く，診察にあたる際にはより注意が必要となる．頻度別でいうと，良性発作性めまい(BPV)，前庭性片頭痛(VM)が多く，約30〜40%を占める．これらの頻度を理解することも重要であると同時に年齢層別にも疾患を理解することも重要である．新生児期〜乳児期は先天性疾患の除外が必要であり，幼児期の頃に反復するめまいでは小児良性発作性めまい(BPV)が多いとされる．起立性調節障害は10歳以上の思春期の時期に多く特に女児に多いとされている．これらのように疫学的理解を持ちつつ，実際の診察，検査結果で得られる情報を正確に評価し診療を行うことが必要となる．

Key words　小児良性発作性めまい(benign paroxysmal vertigo)，前庭性片頭痛(vestibular migraine)，起立性調節障害(orthostatic dysregulation)

はじめに

小児めまい患者はめまい患者全体に対して症例数が少なく，日常診療において遭遇する機会が少ない．また，年齢にもよるが詳細な問診を児本人から聴取することが困難なケースが多く，特に低年齢では保護者から聞き出すしかないのが現状である．また，検査・診察に対して，怖がる・集中できない・協力が得られないという点においても診断に難渋するケースが多くある．診断を行ううえで得られる情報が少ないにもかかわらず，その中で重大な疾患を見逃さない能力が求められる．

頻度・疾患

海外の報告ではあるが小児での不特定の原因で起きるめまいの有病率は0.4%であり頻度としてはかなり低い．そのうち，末梢前庭障害の診断は0.03%と報告されている[1]．小児めまいは成人めまいと鑑別疾患が異なり，年齢によっても鑑別を要する疾患が異なる．成人に比較して中枢性疾患の割合が高いとの報告もあり注意が必要となる．中枢性疾患としては脳腫瘍・脊髄小脳変性症・多発性神経炎・てんかん・頭部外傷後遺症・小脳炎などといったものが挙げられる[2)~4)]．特に，新生児期〜幼児期(0〜3歳)は本人が直接訴えることは少なく，保護者が気づいて来院するケースが多い．転びやすい・うまく歩かない・目が動いている・首が傾くというような訴えが多い．診断には先天性障害の除外が必要となる．

小児めまいの疾患として代表的なものは小児良性発作性めまい(benign paroxysmal vertigo：以下，BPV)・前庭性片頭痛(vestibular migraine：以下，VM)・起立性調節障害(orthostatic dysregulation：以下，OD)・心因性めまい・先天性両側性前庭障害などが挙げられる．VMやODは成人でも診断する機会があり比較的鑑別に挙がりやすい疾患ではあるがBPVは小児めまいに特有

*1 Koda Yuki，〒545-8585　大阪府大阪市阿倍野区旭町1-4-3　大阪市立大学大学院医学研究科耳鼻咽喉科・頭頸部外科，病院講師
*2 Sunami Kishiko，同，教授

表 1. 良性発作性めまい（Benign Paroxysmal Vertigo）診断基準

A．B および C を満たす発作が 5 回以上ある
B．前触れなく生じ，発現時の症状が最強で，意識消失を伴うことなく数分〜数時間で自然寛快する回転性めまい発作
C．下記の随伴症状・徴候のうち少なくとも 1 項目を満たす
　　1．眼振，2．運動失調，3．嘔吐，4．顔面蒼白，5．恐怖
D．発作間欠期には神経所見および聴力・平衡機能は正常
E．その他の疾患によらない

（文献 7 より）

表 2. 前庭性片頭痛（Vestibular Migriane）診断基準

A．少なくとも 5 回の中等度から重度の前庭症状の発作が 5 分から 72 時間続く
B．現在あるいは過去に国際頭痛分類の前兆のない片頭痛あるいは前兆のある片頭痛の診断基準を満たした頭痛がある
C．前庭発作の少なくとも 50％に次の一つ以上の片頭痛兆候がある
　　・次のうちの二つ以上の特徴を持つ頭痛
　　　片側性，拍動性，中等度から重度の痛みの強さ，日常動作による痛みの増悪
　　・光過敏と音過敏
　　・視覚性前兆
D．他の前庭疾患や ICHD の診断基準にあてはまらない

（文献 11 より）

であり，特に意識して診断にあたる必要性がある．Davitt らは 2 ヶ月〜19 歳までの合計 2,726 人の子どもで小児期のめまいに関連する上位 4 つの診断には，VM が 23.8％，BPV が 13.7％，特発性が 11.7％，内耳炎／前庭神経炎が 8.47％と報告している．Casani らイタリアの報告でも VM が 38％，身体表現性障害が 16％，BPV が 11％と報告しており，いずれの報告も VM＋BPV で 30〜40％程度は占めていた[5)6)]．今回はそれぞれの疾患に対して解説を行う．

1．BPV（小児良性発作性めまい）

幼児期（4〜6 歳）の時期に反復するめまいでは BPV が多いとされる．診断基準は国際頭痛分類第 3 版 beta 版（表 1）にあり，繰り返し起こる短時間の回転性めまい発作が特徴の疾患で，発作は前触れなしに起こり自然に軽減するのが特徴であり，健康上の問題がない小児に起こる疾患と定義されている．また，後頭蓋窩腫瘍・てんかん発作は必ず除外すべきであり診断において頭部 MRI・脳波検査は必要となる．国際頭痛分類に診断基準が示されているが診断には並行する片頭痛の頭痛症状の有無は問わない．しかし，将来片頭痛になりうる病態の一つとして認識されている．片頭痛の家族歴が 53％でみられ，問診での片頭痛症状の家族歴の聴取も有用である．一般に予後は良好，成長

とともに消退することが多いとされている[7)]．18 歳までの子どもの有病率は 3％とされている．発症は若年齢である可能性があるが，子どもが自分の症状を適切に説明するのに十分な年齢になるまで認識されない可能性も示されている[8)]．めまいの機序としては，カルシトニン遺伝子関連ペプチド，substanceP ペプチドなどの神経ペプチドが内耳血管系三叉神経を介して前庭神経系に作用すると考えられている[9)]．また，前庭神経核と前庭経路の虚血を引き起こす脳血管攣縮が関連しており，ABR，VEMP を用いた研究では下前庭経路が上前庭経路よりも障害されているとの報告もあるが十分にはわかってはいないのが現状である[10)]．自然緩解することが多いが，投薬治療はめまい予防として塩酸ロメリジン（ミグシス®），シプロヘプタジン（ペリアクチン®）を用いることもある．

2．VM（前庭性片頭痛）

成人のめまいでも遭遇する機会のある疾患であり，なじみのある疾患といえる．どの年齢においても発症する可能性があり診断基準に合致すれば小児期でも前庭性片頭痛と診断される．本邦では小児めまい 77 例中 21 例（27％）で片頭痛関連性めまいを認めたとの報告もある[10)]．診断基準（表 2）が以下に挙げられる[11)]．病態仮説として ①：血管収縮による虚血，②：拡延性抑制と同様の機序に

表 3. 新起立試験手順

① 安静臥位を 10 分間保つ．その間に，水銀血圧計を右上腕にセットする．
② 聴診法で収縮期／拡張期血圧を 3 回測定し中間値（3 回測定の真中）の収縮期血圧を決定する．さらに脈拍数を測る．
③ 血圧計のカフに送気し，収縮期血圧中間値にする．コッヘルで血圧計のゴム管をクランプし脱気を防ぐ．
④ 聴診器を腕に当てたまま起立させる．同時にストップウォッチをスタートさせる．
⑤ 起立と同時にコロトコフ音はいったん聞こえなくなるが再び聞こえ始めた時点でストップウォッチを止める．ウォッチの示した時間（血圧回復時間）を記録する．
⑥ コッヘルを外してエアーを解放する．
⑦ 起立後，1.3.5.7.9.10 分における収縮期／拡張期血圧，脈拍を測定する．

（文献 13 より）

よる神経障害，③：神経ペプチドなどの放出による神経原性炎症に起因する障害，④：③による 2 次的内リンパ水腫，⑤：アロディニア（異痛症）と類似の感作（sensitization），⑥：イオンチャネル異常が挙げられる[12]．このめまい発作の持続時間は様々であり，数分間，数時間，数日以上が 1/3 ずつで，残りの 10% は頭部運動時，視覚刺激時，あるいは頭の位置を変えた後に繰り返す数秒程度のものである．これらの患者の発作の持続時間は，短い発作が繰り返し起きた期間全体とする．一方では，発作から完全に回復するのに 4 週間かかる患者もいる．しかしながら，中核となる発作は 72 時間を超えることは稀であると定義されている．

3．OD（起立性調節障害）

学童後期（10〜12 歳）〜思春期（13〜15 歳）のストレス・不安に関連して多くなる．一般中学生の約 1 割，小児科受診する中学生の約 2 割を占めるとされる．症状としては，ふらつきや立ちくらみばかりでなく回転性であることもある．病態生理はサブタイプによって異なるが，脳の自律神経中枢（大脳辺縁系・視床下部など）の機能が悪くなり，その結果，交感神経と副交感神経のバランスが崩れて症状が出現する．遺伝的体質や精神的ストレスに大きく影響を受けるとされる．自律神経機能に異常があると起立時に圧受容器による血圧維持機構が作動しなくなり，血圧低下さらに脳血流の減少が引き起こされ立ちくらみ・倦怠感だけでなく思考の低下，判断力の低下，イライラがひどくなる．午前に著しく障害がでるといわれ，小児では「登校しぶり」のように不登校の原因ともなる場合もある．症状としては ① 立ちくらみあるいはめまいを起こしやすい，② 立っていると気持ち悪くなる，ひどくなると倒れる，③ 入浴時あるいは嫌なことを見聞きすると気分が悪くなる，④ 少し動くと動悸あるいは息切れする，⑤ 朝なかなか起きられず午前中調子が悪い，⑥ 顔面が青白い，⑦ 食欲不振，⑧ 臍疝痛をときどき訴える，⑨ 倦怠あるいは疲れやすい，⑩ 頭痛，⑪ 乗り物に酔いやすい，となり，この中で 3 項目以上あれば新起立試験を実施することとなる（表 3）．日本小児心身医学会小児起立性調節障害診断・治療ガイドライン（2015）では 4 つのサブタイプに分類されている．① 起立直後性低血圧（instantaneous orthostatic hypotension；INOH）では起立後の立ちくらみ・めまい，② 体位性頻脈症候群（postural tachycardia syndrome；POTS）では倦怠感・頭痛，③ 血管迷走性失神（vasovagal syncope；VVS）では失神，④ 遅延性起立性低血圧（delayed orthostatic hypotension；delayed OH）では立ちくらみ・浮動感が大まかな症状としてはでてくる．従来のシェロング起立試験では INOH や POTS の誤判定，POTS と INOH を区別できずに診断するなどの誤りが生じやすいので，新起立試験法での評価が必要になる（表 4）．

治療としては，まずは生活指導を行い，効果が乏しければ投薬治療になる．4 週間の治療によって症状がまったく改善しない場合，初診時からすでに 1 ヶ月以上の不登校が生じている場合は耳鼻咽喉科のみで対応をせずに小児科や心療内科などの専門医に紹介し連携をとる必要がある[13]．

4．先天性両側性前庭障害

前庭半規管は胎生期の早期に完成する．前庭神経系のシステム全体の髄鞘化は，生後 2〜3 年を必要とする．内耳奇形やサイトメガロウイルス感染症などにより前庭から頸筋や下肢抗重力筋への入力が欠落することで，高度に低下すると定頸が

表 4. 新起立試験法によるサブタイプ判定

> ① 起立直後性低血圧（INOH）
> 　平均血圧の起立後回復時間≧25秒，または≧20秒かつ平均血圧低下≧60%
> 　軽症型：起立時に血圧は徐々に回復する
> 　重症型：起立後3〜7分に収縮期血圧低下が臥位時の15%以上を持続する
> ② 体位性頻脈症候群（POTS）
> 　起立3分以後，脈拍≧115/分または，脈拍増加≧35/分
> ③ 血管迷走性失神（VVS）
> 　起立時に突然に収縮期と拡張期の血圧低下ならびに起立失調症状が出現し意識低下や
> 意識消失発作を生じる
> ④ 遅延性起立性低血圧（Delayed OH）
> 　起立3〜10分を経過して収縮期血圧が臥位時の15%以上，または20mmHg以上低下する

（文献13より）

8ヶ月（正常3〜4ヶ月），独歩が24ヶ月（正常13ヶ月）と著しく遅れるとされる．しかし，中枢神経系の代償作用によって，ほとんどの高度のバランスを必要とする運動も可能となる．しかし，これに先天性の視覚障害が加わると，その代償作用は大幅に遅れるが，最終的には代償される[14)15)]．

参考文献

1) O'Reilly RC, Morlet T, Nicholas BD, et al：Prevalence of Vestibular and Balance Disorders in Children. Otol Neurotol, **31**(9)：1441-1444, 2010.
　Summary　子どもの前庭障害・平衡障害の有病率を検討している．561,151人のうち原因不特定のめまいは2,283人と0.4%であった．

2) 上田直子，浅井正嗣，渡辺行雄：小児めまい症例の疾患分類と平衡機能検査．Equilibrium Res, **69**(1)：39-46, 2010.

3) 水田啓介：小児めまいの取り扱い．耳鼻臨床，**100**(6)：506-507, 2007.

4) 澤井八千代，山中敏彰，村井孝行：小児めまい・平衡障害症例の臨床的検討．小児耳，**31**(1)：59-65, 2010.

5) Davitt M, Delvecchio MT, Aronoff SC, et al：The Differential Diagnosis of Vertigo in Children：A Systematic Review of 2726 Cases. Pediatr Emerg Care, **36**(8)：368-371, 2020.
　Summary　小児のめまいの原因に関するSystematic Review. 小児めまいのもっとも一般的な原因には，前庭性片頭痛および小児期の良性発作性めまいがみられる．

6) Casani AP, Dallan I, Navari E, et al：Vertigo in childhood：proposal for a diagnostic algorithm based upon clinical experience. Acta Otorhinolaryngol, **35**(3)：180-185, 2015.
　Summary　文献レビューと診断をもとに，小児期のめまいの診断アルゴリズムの構築を目的とした論文．

7) 日本頭痛学会・国際頭痛分類委員会：国際頭痛分類第3版（日本語版）．医学書院, 2018.

8) van de Berg R, Widdershoven J, Bisdorff A, et al：Vestibular Migraine of Childhood and Recurrent Vertigo of：ChildhoodDiagnostic criteria Consensus document of the Committee for the Classification of Vestibular Disorders of the Bárány Society and the International Headache Society. J Vestib Res, **31**(1)：1-9, 2021.

9) 五島史行：小児めまい．脳と発達, **49**：237-242, 2017.

10) Zhang D, Fan Z, Han Y, et al：Benign paroxysmal vertigo of childhood：Diagnostic value of vestibular test and high stimulus rate auditory brainstem response test. International Journal of Pediatric. Otorhinolaryngology, **76**：107-110, 2012.
　Summary　良性発作性めまい症（BPV）患者56人に対してABR・VEMPを用いて原因機序を検討．

11) Lempert T, Olesen J, Furman J, et al：Vestibular migraine：diagnostic criteria. J Vestib Res, **22**：167-172, 2012.

12) 室伏利久：原著から今日まで―代表的疾患の変遷― 前庭性片頭痛（片頭痛関連めまい）．Equilibrium Res, **77**：525-531, 2018.

13) 日本小児心身医学会（編）：日本小児心身医学会小児起立性調節障害診断・治療ガイドライン．南江堂, 2015.

14) Kaga K, Suzuki JI, Marsh RR, et al：Influence of labyrinthine hypoactivity on gross motor development of infants. Ann N Y Acad Sci, **374**：412-420, 1981.

15) 加我君孝：幼少期の前庭機能系の代償によるバランスと運動の発達的変化．神経進歩, **49**：216-228, 2005.

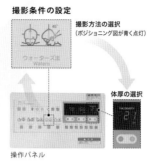
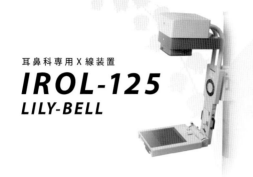
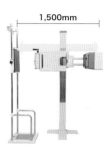

MB ENT, 267：21-26, 2022

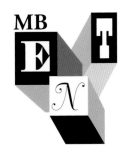

◆特集・"めまい"を訴える患者の診かた

耳鼻咽喉科疾患と高齢者(65歳以上)への対応
―めまい―

肥塚 泉*

Abstract 本邦の65歳以上人口の割合(高齢化率)は2018年10月1日現在，28.1%に達し，世界でも有数の超高齢社会となった．高齢者においては，めまいの有訴者率が高率になることが報告されている．75歳以上の30%以上が体平衡の異常を訴えているとする報告もあり今後，高齢者のめまいに対する理解が日常診療のうえで益々重要になると思われる．高齢者と非高齢者ではその病因となる疾患の割合は異なっている．65歳以上のめまい患者においては中枢性めまいの比率は18.9%と，65歳未満の8.9%の約2倍である．一方，末梢性めまいの比率は60.7%と，65歳未満の62.3%と差を認めない．末梢性めまいについては良性発作性頭位めまい症，Ménière病，前庭神経炎などが多い．高齢者においても頻度の高いこれらの疾患および高齢者において特に問題となる薬剤性めまい，ポリファーマシー，加齢性前庭障害について述べた．

Key words 良性発作性頭位めまい症(benign paroxysmal positional vertigo)，Ménière病(Ménière's disease)，前庭神経炎(vestibular neuritis)，薬剤性めまい(drug-induced dizziness)，ポリファーマシー(polypharmacy)，加齢性前庭障害(presbyvestibulopathy)

はじめに

総人口に占める65歳以上人口の割合(高齢化率)が21%を超えると超高齢社会と呼ばれる．本邦の65歳以上人口の割合は2018年10月1日現在，28.1%に達し[1]，世界でも有数の超高齢社会となった．めまいの有訴者率は全年齢では1,000人に対して男性13.2人，女性30.2人であるのに対して，65歳以上の高齢者では男性25.0人，女性41.0人，75歳以上の後期高齢者では男性31.9人，女性50.6人と，高齢者においては，めまいの有訴者率が高率になることが報告されている[2]．75歳以上の30%以上が体平衡の異常を訴えているとする報告[3]もあり今後，高齢者のめまいに対する理解が日常診療のうえで益々重要になると思われる．本稿では，高齢者(65歳以上)のめまいへの対応について述べる．

高齢者のめまい疾患の特徴

高齢者と非高齢者ではその病因となる疾患の割合は異なっている．65歳以上のめまい患者においては中枢性めまいの比率は18.9%と，65歳未満の8.9%の約2倍である．一方，末梢性めまいの比率は60.7%と，65歳未満の62.3%と差を認めない[4]．末梢性めまいについては良性発作性頭位めまい症(benign paroxysmal positional vertigo；BPPV)，Ménière病，前庭神経炎などが多い．その他，高齢者においてめまいの原因となる疾患として，加齢性前庭障害，脳血管障害，糖尿病，薬剤性めまいなどが挙げられる．本稿では高齢者においても頻度の高いBPPV，Ménière病，前庭神経炎，そして高齢者において特に問題となる薬剤性めまい，ポリファーマシー，加齢性前庭障害について述べる．

* Koizuka Izumi，〒216-8511 神奈川県川崎市宮前区菅生2-16-1 聖マリアンナ医科大学耳鼻咽喉科，教授

良性発作性頭位めまい症（BPPV）

　高齢者においては，65歳未満に比してその頻度が有意に高くなることが報告されている[4]．また，高齢者における BPPV は，めまいや平衡障害をきたすだけではなく，ADL（activities of daily living：日常生活動作）や QOL（quality of life：生活の質）を極度に低下させることがある転倒の原因にもなることも報告されており[5][6]，適切な対応が必要かつ重要である．高齢者において BPPV の頻度が高くなる理由として，全身疾患との合併[7]，内リンパの加齢による pH の変化[8]，内耳障害との合併[9][10]などが報告されている．全身疾患との合併については，高血圧，変形性関節症，糖尿病，骨粗鬆症の合併がBPPVの難治化や再発につながることが報告されている[9]．高血圧，変形性関節症，糖尿病のどれか1つを合併している例では再発率が2倍，2つを合併している例では3倍，3つ全部を合併している例では4倍，そしてさらにこれらに骨粗鬆症を合併すると6倍になる[7]．加齢による内リンパの pH の変化が，BPPV の発症や症状の重篤化に関与している[8]．内耳障害との合併に関しては，Ménière 病の 0.5〜30%，頭部外傷の 8.5〜27%，前庭神経炎の 0.8〜20%，感音難聴の 0.2〜5% に BPPV が合併した[9][10]．

　BPPV の確定診断ならびに患側の決定には，頭位変換眼振検査（Dix-Hallpike 法）および頭位眼振検査（仰臥位）の施行が必須である．頭位変換眼振検査で数秒の潜時を有する回旋成分が強い上眼瞼向き眼振が出現し，これが1分以内に消失する場合は，後半規管型 BPPV と診断する．頭位変換眼振検査では，眼振が出現する頭位で下になる側が患側である．後半規管型 BPPV においてはほとんどが半規管結石症である．頭位眼振検査で数秒の潜時を有する方向交代性向地性眼振が出現し，これが1分以内に消失する場合は外側半規管型 BPPV（半規管結石症）と診断する．眼振やめまいが強い頭位の側が患側である．潜時のない方向交代性背地性眼振が出現し，これが1分以上持続す

る場合は外側半規管型 BPPV（クプラ結石症）と診断する．眼振やめまいが弱い側が患側である．

　めまい発作期の治療は，安静と対症療法が主体となる．急性期を脱したら浮遊耳石置換法を施行する．後半規管型 BPPV に対しては Epley 法[11]や Semont 法[12]，外側半規管型 BPPV（半規管結石症）に対しては Lempert 法[13]や Gufoni 法[14]，外側半規管型 BPPV（クプラ結石症）に対しては Gufoni 法[14]を施行する．高齢者では頚椎や腰椎の変形などの整形外科学的疾患や骨粗鬆症などの合併のため，浮遊耳石置換法の施行に必要な頭位や体位，動作が行えないことがあり，これらの症例への対応が問題となることがある．また，原因半規管や患側がわかりにくい症例も存在する[15]．これらの症例に対しては，非特異的運動療法が有効であることが報告されている[15]〜[17]．

Ménière 病

　Ménière 病は，めまい発作を繰り返し，難聴や耳鳴などの聴覚症状を反復・消長する疾患である．発作が長期にわたって継続すると聴力低下をきたしその結果，QOL が著しく損なわれることがあり，その対応に苦慮することがある．10分程度〜数時間程度の誘因のないめまい発作を反復し，めまい発作に伴って難聴，耳鳴，耳閉感などの変動する聴覚症状を呈する．めまい症状には回転性めまいのみでなく，浮動感を訴える場合も少なくない．発症早期の純音聴力検査では，低音域を中心とした骨導閾値の上昇を認めることが多い．近年，内リンパ水腫推定検査に加えて，造影MRI で内リンパ水腫を直接可視化する検査法が導入されその有用性が示されている[18][19]．

　めまい発作期の治療は，安静と対症療法が主体となる．寛解期は，聴覚，前庭機能の回復および Ménière 病の再発，進行の予防を目的とする[20]．Ménière 病はその発症に，ストレスが深くかかわっている可能性が指摘されてきた．心身ともにリフレッシュし，ストレスを解消する，睡眠時間を十分にとる，ゆとりのある生活を心がけるな

表 1. 高齢者特有の悩み

- ・健康の喪失に対しての不安
- ・障害を持ち，介護を要するようになることへの不安
- ・伴侶や子どもなど親しい人との別れによりもたらされる寂しさ
- ・生きがいの喪失や経済的不安
- ・死に対する恐怖，残された生命の時間が短くなっていくことに対する不安
- ・孤独
- ・保守的・自己中心的性格変化
- ・精神活動機能の低下，適応力の低下，許容量の低下

（文献 22 より引用）

表 2. 余裕をもって高齢期を豊かに過ごすための条件

- ・若い頃から培われた自立心と日常生活における身辺自立
- ・老いを受け入れるゆとりと過去の生活に対する満足感
- ・衰えを自覚しながらも満足できる心身の健康感
- ・今までの生活を維持していくに足る経済的保障
- ・支え合え，話し合える家族や友人の存在
- ・生きがいの存在と日々の生活に喜びを見い出す習慣
- ・愛情を注ぐ対象の存在
- ・性格の柔軟性と適応性
- ・死を迎えるにあたっての準備がなされていること

（文献 22 より引用）

ど，生活習慣を改善することが発作の予防に有用である[21]．Ménière 病は中年層に多いが近年，発症年齢の高齢化が進んでいる．高齢者症例に対しては，高齢者特有のストレスに対する配慮が必要である．高齢者の悩みとして表 1 に示すようなものがある[22]．高齢者の場合，成人病の罹患率が高いこと，完治することが少ないこと，致命的疾患が多いこと，退院できたとしてもその後のリハビリテーションを要する疾患が多いことなどから，病気に罹患するということ自体が高齢期におけるもっとも大きなストレス源になり得る[23]．高齢者においては若年者に比し，疾患への罹患がストレスを生み，このストレスがさらに他疾患を誘発するという悪循環を繰り返す可能性を有している．高齢者における Ménière 病の診断を行うにあたっては，今現在，問題となっている Ménière 病の診断・治療を行うことはもちろんではあるが，これのみにとらわれることなく，Ménière 病を発症する原因となった，いわゆる“ストレス源”としての他疾患に罹患していないかどうかを検索することが重要となる．また，治療に際しては，ストレスに対する対処が，めまいや聴覚症状の改善に対しても，相乗効果を産む可能性があることを常に念頭に置く必要がある．その際は表 1 に示したような，高齢者特有のストレス源となる悩みの有無についての配慮が必要と思われる．余裕をもって高齢期を豊かに過ごすための条件として表 2 に示すようなものが挙げられている[22]．発症にストレスが関与していると考えられる場合は，これらの点を考慮したうえで適切な指導を行うことが，高齢者症例においては有用と考えられる．

前庭神経炎

　前庭神経炎は，聴覚症状を伴わない単発性の突発性回転性めまいを主症状とする疾患である[24]．突発的に出現する一度の激しいめまい発作が主要な症状である．めまい発作は 1 日以上続くことが多い．難聴の自覚はない．回転性めまい発作時に自発および頭位眼振検査で方向固定性の水平性または水平回旋混合性眼振を認める．温度刺激検査で，一側性または両側性の半規管機能低下を認める．発症前に上気道感染が先行する症例が存在すること，また，臨床症状からもウイルス感染が前庭神経炎の病態に関与していると推定されている[25]．原因ウイルスとしては HSV-1 が有力である．

　めまい発作期の治療は，安静と対症療法が主体となる．前庭神経炎は，急性期を脱すると回転性めまいは軽快するものの浮動感や平衡障害が長期にわたって持続し，ADL の低下をきたすこともある．急性期が過ぎれば早期に離床を促し，前庭代償を促進させる．前庭神経炎のような一側性末梢性前庭障害患者では，前庭リハビリテーションが浮動性めまいや QOL を改善させる[26]．しかしな

表 3. めまいの原因となりうる薬物

（文献 29 より引用・改変）

がら，前庭代償は年齢とともに進みにくくなり，とくに動的代償不全に陥り日常生活に支障をきたす．動的前庭代償を促進させるための様々な運動を取り入れた前庭リハビリテーションが提唱されているのでこれらを活用する[27]．

薬剤性めまい

高齢者ではめまいの原因として薬剤を特に考慮する必要がある[28]．これは，高齢者では，① 老化に伴い内耳障害が潜在的に存在する，② 諸疾患の罹患率が高くなるため多くの薬剤が使用されることが多い，③ 老化による腎障害を伴うことが多い，④ 若年者とは薬剤に対する感受性が異なる，などの理由による．めまいの原因となりうる主な薬剤を表3に示す[29]．薬剤によってめまいを生じる機序として，① 低血圧などに伴う脳循環障害，② 中枢神経作用，③ 内耳障害などが挙げられる．① の機序による例としては降圧薬，② の機序による例としては，フェニトイン，抗不安薬，抗うつ薬など，③ の機序としてはアスピリンやアミノ配糖体，シスプラチンなどの抗がん剤などである．③ の内耳障害の場合は両側前庭機能が障害されることが多く，この際は前庭代償が成立しがたく，高齢者の運動機能の低下とあいまって，めまい

症状が改善しにくい傾向があるので注意を要する．

①② の機序によるめまい・平衡障害に対しては，原因薬物の減量や代替薬の使用が可能かどうかを検討する．③ の機序によるめまい・平衡障害に対しては，杖を使うなどの支持療法，前庭リハビリテーションなどを考慮する．

ポリファーマシー（多剤服用）

高齢者におけるポリファーマシーが社会的問題になっている[30]．65 歳以上の外来通院患者165 人（男性26％，平均77.0歳）を縦断的に調査した研究[31]では，薬剤が 5 種類以上になると転倒がオッズ比4.50と顕著な上昇を認めた．ポリファーマシー患者の薬剤の中には，鎮静作用や降圧作用，抗コリン作用など脳の働きを阻害し得る薬が高確度で含まれるからではないかと考えられている．

高齢者は，加齢に従って体内の脂肪成分が増大するため，脂肪親和性の高い向精神薬は体内に蓄積しやすくなる．また，腎機能や肝機能が低下するため，薬物動態にも変化を生じて薬効が増強する可能性もある．このため，向精神薬を長期間服用している場合には，蓄積や薬効増強により通常時の意識レベルも低下している可能性があり，定期的な評価と投与量の調節を考慮する必要がある．また，服用薬剤数が転倒と密接に関連しているので，高齢者のポリファーマシーを減らす努力も重要である．ガイドライン[28]などを参考にして高齢者に注意すべき薬剤をスクリーニングし，薬剤師と連携をとって服薬アドヒアランスを確認しながら本人や家族にポリファーマシーについて十分理解を得たうえで，徐々に処方薬剤を減らすように配慮することが今後，重要になると考えられる．

加齢性前庭障害

様々な名称や定義が乱立していた加齢性前庭障害に対してBárány学会は2019年に診断基準を策定した（表4）[32)33]．前庭機能検査では，軽度の両側前庭機能障害の所見を示す．

表 4. 加齢性前庭障害（Presbyvestibulopathy）の診断基準

A〜D の 4 つの基準全てを満たす必要がある.
A. 前庭症状が慢性に持続し（少なくとも 3 ヶ月），下記症状のうち少なくとも 2 つを伴う.
　　1. 姿勢保持障害あるいは不安定感
　　2. 歩行障害
　　3. 慢性の浮動性めまい感
　　4. 繰り返す転倒
B. 下記の検査のうち少なくとも 1 つの検査で軽度の両側前庭機能低下を示す.
　　1. ビデオヘッドインパルステスト（video head impulse test，vHIT）
　　　VOR の利得が両耳とも 0.6 以上，0.8 未満
　　2. 回転椅子による正弦波回転刺激検査
　　　VOR の利得が両耳とも 0.1 以上，0.3 未満（回転周波数 0.1 Hz，最大加速度 50〜60°/sec）
　　3. 温度刺激検査
　　　冷水刺激時と温水刺激時の最大緩徐相速度が両耳とも 6°/sec 以上，25°/sec 未満
C. 60 歳以上である.
D. 症状は他の疾患や病態ではうまく説明できない.

（文献 33 より引用）

治療の基本は，両側性軽度半規管機能低下に対する対応である．平衡感覚の維持に用いられている前庭感覚情報，視覚情報，体性感覚・深部知覚情報の各入力系からの情報間に生じたミスマッチを是正するようなパラダイムが有用と考えられる．具体的には前庭刺激と視覚刺激，前庭刺激と体性感覚刺激（深部知覚刺激），視覚刺激と体性感覚刺激（深部知覚刺激）などの組み合わせ，またこれら 3 つの刺激モダリティを組み合わせた方法などである.

参考文献

1) 平成 29 年版高齢社会白書（全体版）．https://www8.cao.go.jp/kourei/whitepaper/w-2017/html/zenbun/index.html
2) 平成 28 年国民基礎調査の概況．https://www.mhlw.go.jp/toukei/saikin/hw/k-tyosa/k-tyosa16/dl/16.pdf
3) 小林一豊，山中　昇，砂金秀充ほか：高齢めまい患者の平衡機能．耳鼻臨，**81**：995-1002, 1988.
4) 大和田聡子，石田　孝，高野澤美奈子ほか：当科における高齢者めまいについての統計的観察．Equilibrium Res, **64**：203-210, 2005.
Summary　めまい患者 4,530 例について検討を加えた．疾患別頻度をみると，中枢障害は高齢者においては65歳未満の約2倍であった．末梢前庭障害では両者で約 60% と差を認めなかった．高齢者ではBPPVが有意に多かった.
5) Abbott J, Tomassen S, Lane L, et al：Assessment for benign paroxysmal positional vertigo in medical patients admitted with falls in a district general hospital. Clin Med（Lond），**16**：335-338, 2016.
6) Gananca FF, Gazzola JM, Gananca CF, et al：Elderly falls associated with benign paroxysmal positional vertigo. Braz J Otorhinolaryngol, **76**：113-120, 2010.
7) De Stefano A, Dispenza F, Suarez H, et al：A multicenter observational study on the role of comorbidities in the recurrent episodes of benign paroxysmal positional vertigo. ANL, **41**：31-36, 2014.
Summary　高齢者の BPPV 症例においては高血圧や変形性関節症，糖尿病，骨粗鬆症などの合併が BPPV の難治化や再発に関与している.
8) Balatsouras DG, Koukoutsis G, Fassolis A, et al：Benign paroxysmal positional vertigo in the elderly：current insights. Review Clin Interv Aging, **13**：2251-2266, 2018.
9) Baloh RW, Honrubia V, Jacobson K：Benign positional vertigo：clinical and oculographic features in 240 cases. Neurology, **37**：371-378, 1987.
10) Hughes CA, Proctor L：Benign paroxysmal positional vertigo. Laryngoscope, **107**：607-613, 1997.
11) Epley JM：The canalith repositioning procedure：For treatment of benign paroxysmal positional vertigo. Otolaryngol Head Neck Surg, **107**：399-404, 1992.
12) Semont A, FreyssG, Vitte E, et al：Curing the BPPV with a liberatory maneuver. Adv Otorhinolaryngol, **42**：290-293, 1988.
13) Lempert T, Tiel-Wilck K：A positional maneuver for treatment of horizontal canal benign

positional vertigo. Laryngoscope, **106**：476-478, 1996.

14) Ciniglio Appiani G, Catania G, Gagliardi M：A liberatory maneuver for the treatment of horizontal canal paroxysmal positional vertigo. Otol Neurotol, **22**：66-69, 2001.

15) 野村泰之, 岸野明洋：症例から診るめまい診療 良性発作性頭位めまい症. JOHNS, **37**：25-31, 2021.

16) 佐藤成樹, 肥塚　泉, 黒田寿史ほか：疑い例を含む良性発作性頭位眩暈症の診断と治療. Equilibrium Res, **60**：29-36, 2001.
　Summary　確定診断ができないBPPV疑い例, 患側の決定ができないBPPVに対してhabituation training（寝返り運動）を施行した. 91例中87例で眼振所見の改善, 99例中96例で自覚症状が改善した.

17) Sugita-Kitajima A, Sato S, Mikami K, et al：Does vertigo disappear only by rolling over? Rehabilitation for benign paroxysmal positional vertigo. Acta Otolaryngol, **130**：84-88, 2010.
　Summary　22人のBPPV患者を対象として, Epley法とrolling over maneuver（ROM：寝返り運動）の有効性を比較検討した. 症状の改善度, 眼振所見の改善度のいずれにも両者の間で差を認めなかった.

18) Nakashima T, Naganawa S, Sugiura M, et al：Visualization of endolymphatic hydrops in patients with Meniere's disease. Laryngoscope, **117**：415-420, 2007.
　Summary　生理食塩水で8倍に希釈したガドリニウム水和物を, 内耳疾患の9人の患者の鼓膜内に注射後, 3TMRI装置を用いて3D-FLAIRで撮影を行った. メニエール病患者における内リンパ水腫を可視化することに成功した.

19) Naganawa S, Yamazaki M, Kawai H, et al：Imaging of Meniere's disease after intravenous administration of single-dose gadodiamide：utility of subtraction images with different inversion time. Magn Reson Med Sci, **11**：213-219, 2012.

20) 北原　糺：メニエール病の診断と治療―メニエール病の治療―. 日耳鼻会報, **121**：1051-

1055, 2018.

21) 髙橋正紘：めまいの診断～診断の変遷, 診断基準の見直し～. 医薬ジャーナル, **37**：115-119, 2001.

22) 小林敏子, 福永知子：正常加齢に診られる老年期の心理. 西村　健（監）：15-21, 痴呆性老人の心理と対応. ワールドプランニング, 1995.

23) 田中正敏：老年期のストレスの特徴. 老年精医誌, **5**：1293-1300, 1994.

24) Dix MR, Hallpike CS：The pathology symptomatology and diagnosis of certain common disorders of the vestibular system. Proc Royal Soc Med, **45**：341-354, 1952.

25) Baloh RW：Clinical practice. Vestibular neuritis. New Engl J Med, **348**：1027-1032, 2003.

26) McDonnell MN, Hillier SL：Vestibular rehabilitation for unilateral peripheral vestibular dysfunction. Cochrane Database Syst Rev, **1**：CD005397, 2015.

27) 北原　糺, 堀井　新, 久保　武ほか：加齢と前庭神経炎後遺症. Equilibrium Res, **67**：506-511, 2008.

28) 日本老年医学会　日本医療研究開発機構研究費・高齢者の薬物治療の安全性に関する研究班（編）：高齢者の安全な薬物療法ガイドライン2015. メジカルビュー, 2015.

29) 工田昌也：薬剤による高齢者のふらつき. MB ENT, **125**：22-27, 2011.

30) 小島太郎：ポリファーマシーと転倒. Geriat Med, **55**：999-1002, 2017.

31) Kojima T, Akishita M, Nakamura T, et al：Polypharmacy as a risk for fall occurrence in geriatric outpatients. Geriatr Gerontol Int, **12**：425-430, 2012.

32) Agrawal Y, Van de Berg R, Wuyts F, et al：Presbyvestibulopathy：Diagnostic criteria Consensus document of the classification committee of the Bárány Society. J Vestib Res, **29**：161-170, 2019.

33) 城倉　健, 堀井　新, 今井貴夫ほか：加齢性前庭障害（Presbyvestibulopathy）の診断基準（Barany Society：J Vestib Res, **29**：161-170, 2019）. Equilibrium Res, **80**：258-260, 2021.

MB ENT, 267：27-32, 2022

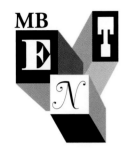

◆特集・"めまい"を訴える患者の診かた

難聴とめまいを訴える患者の診かた

北原　糺*

Abstract　めまい鑑別診断の重要項目の一つに随伴症状がある．随伴症状として他の脳神経症状を訴える場合は中枢性めまい，難聴を訴える場合は末梢性めまいを強く疑う．この稿ではまず難聴を随伴するめまい疾患を，疾患頻度別にメニエール病，めまいを伴う突発性難聴，聴神経腫瘍，外リンパ瘻，前庭水管拡大症の順に解説する．次に，元々難聴が存在する患者にめまい発作が生じた場合，時として問診が不十分であると，安易にメニエール病と診断してしまうことがある．この場合，元々難聴があり耳石が剝離しやすいことから，良性発作性頭位めまい症をきたす可能性がある．それ以外に，元々難聴があり前庭半規管能低下が考えられ，前庭代償不全で体動時の浮動感が遷延している可能性がある．各種平衡機能検査の実施は，めまい疾患の前庭系における障害部位，程度，経過を把握し，適切な治療法を提案するために重要である．

Key words　メニエール病(Ménière's disease)，内リンパ水腫(endolymphatic hydrops)，めまいを伴う突発性難聴(sudden deafness with vertigo)，良性発作性頭位めまい症(benign paroxysmal positional vertigo)，前庭代償遅延(delayed vestibular compensation)

はじめに

　当大学附属病院・めまいセンターでは，2014年5月〜2021年4月までの7年間に初診で訪れた患者数は2,000例であった．内訳は良性発作性頭位めまい症(BPPV)801例40.1%，メニエール病(遅発性内リンパ水腫を含む)611例30.6%，前庭神経炎118例5.9%，めまいを伴う突発性難聴55例2.8%，起立性調節障害52例2.6%，前庭性片頭痛50例2.5%，その他に脳血管障害18例0.9%，聴神経腫瘍12例0.6%，外リンパ瘻9例0.5%，前庭水管拡大症2例0.1%，などである[1]．これらの疾患から生じるめまい症状は患者により千差万別であり，同じ病態生理に基づく疾患でも異なり，異なる病態生理に基づく疾患でも類似する場合があるので注意を要する．したがって，耳鼻咽喉科において施行される平衡機能検査を含む神経耳科学的検査，画像検査により，適切に鑑別診断する必要がある．

　本稿では，難聴を伴うめまい疾患に関する病態生理について解説しつつ，診断のポイントについて述べる．

メニエール病

　内耳を満たす内リンパ液は，主として血管条で産生され内リンパ嚢で吸収される．メニエール病は，何らかの原因で内リンパ液が産生過剰になるか吸収不良になることで生じる内リンパ水腫を病態とする疾患である[2)3)]（図1）．この内リンパ水腫の破綻により，内耳有毛細胞が障害を受け，難聴，耳鳴とともに数時間におよぶ回転性めまいを生じると考えられている[4)]．発作直後には半規管刺激による患側向き水平回旋混合性自発眼振，寛解期には半規管麻痺による健側向き水平回旋混合性自発眼振を生じる．発症初期の難聴は低音障害型感音難聴で可逆性であるが，罹病期間の長期化によ

＊Kitahara Tadashi，〒634-8522　奈良県橿原市四条町840　奈良県立医科大学耳鼻咽喉・頭頸部外科学，教授

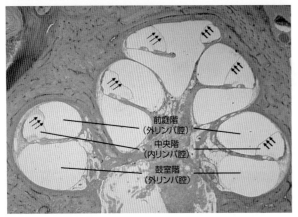

図 1. メニエール病の側頭骨剖検例
1938 年に世界で初めて報告されたヒト側頭骨剖検例
による内リンパ水腫像. 内リンパ液に満たされた中央
階は, 外リンパ液に満たされた前庭階および鼓室階に
囲まれている. メニエール病患者では, 矢印のごとく
内リンパ腔が拡大し内リンパ水腫像を呈する
(文献 2 より改変)

（図中ラベル）
前庭階
（外リンパ腔）
中央階
（内リンパ腔）
鼓室階
（外リンパ腔）

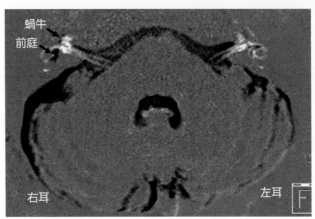

図 2. メニエール病の内耳造影 MRI 所見
右内耳の蝸牛部位および前庭部位に造影欠損像を認め(矢
印), 右内リンパ水腫の存在が示唆される. 一方, 左内耳
は全体が良好に造影されており, 内リンパ水腫存在の可
能性は否定的である
(自験例)

（図中ラベル）
蝸牛
前庭
右耳
左耳

りしだいに不可逆的な高度感音難聴へと進行する.

内リンパ水腫の直接的描出には今後の画像検査の進歩が待たれるが, 現時点では CT, MRI でライスネル膜の詳細な描出は困難である. 最近, ガドリニウム中耳腔内投与, 静脈内投与による外リンパ腔造影により, 内リンパ水腫を造影欠損像として観察できるようになった[5](図2). 神経耳科学的検査による間接的内リンパ水腫検出検査としては, 利尿薬投与前後の聴力を比較するグリセロール試験, 温度刺激眼振を比較するフロセミドテスト, それ以外に蝸電図検査がある.

メニエール病に合併する BPPV

メニエール病は内リンパ水腫を伴う回転性めまい発作で, 蝸牛症状とともに, 通常数時間持続する. BPPV は剝離耳石の半規管迷入によって起こる発作で, 蝸牛症状を伴わず, 通常, 頭部運動や体動に伴い, 数分程度で収まる回転性めまい発作である. したがって, この 2 疾患の相違は明らかで, まず間違いようがないと思うかもしれないが, 実際の臨床現場ではそう簡単にいかない. 両者の鑑別を煩雑にしている原因は相互の合併であり, メニエール病 296 例のうち BPPV を合併する割合は 96 例, 32.4% と報告されている[6]. 特に, 外側半規管型 BPPV の合併が多い.

しっかり診断されたメニエール病症例の経過観察中めまい発作が起こった場合, 感音難聴は存在するが, めまい発作を繰り返している割にまったく聴力の増悪または変動が認められない場合, 安易にメニエール病の再発と捉えず, BPPV の合併である可能性を考えるべきである. 誘発性めまいかどうかの問診, 頭位・頭位変換眼振の有無から BPPV の合併と鑑別された場合, 相応の処置をとることでメニエール病の浸透圧利尿薬を不適切に増量することやメニエール病の外科治療を過剰に勧めることは避けたい.

めまいを伴う突発性難聴

めまいを伴う突発性難聴は, 回転性めまいと蝸牛症状の随伴のみで, 他の脳神経症状を伴わず, 症状が反復しない疾患である. 本疾患は蝸牛系と前庭系, 双方の障害という範囲の広さから, 一般にめまいを伴わない突発性難聴に比べて聴力予後は悪いと考えられている. 半規管能低下の予後についても, 前庭系に限局した障害疾患と考えられる前庭神経炎のそれに比べて回復率は不良と考えられている[7].

めまいを伴う突発性難聴の障害部位について, 1986 年に Schuknecht らはヒト剖検例より, コルチ器を含む内耳を中心とした内耳炎の所見を報告

表 1. 前庭神経炎およびめまいを伴う突発性難聴罹患後に生じる遷延性めまいの割合
前庭神経炎罹患後 55 例の検討では，60.0％が前庭代償不全，36.4％が BPPV，3.6％が内リンパ水腫によるめまいをきたした．一方，めまいを伴う突発性難聴罹患後 40 例の検討では，50.0％が BPPV，40.0％が内リンパ水腫，10.0％が前庭代償不全をきたした．これらの結果から，前庭神経炎は主として 1 次求心性神経の障害，めまいを伴う突発性難聴は主として前庭やコルチ器といった内耳末梢の障害が示唆された

症例数（n＝95）	前庭神経炎 罹患後の遷延性めまい	めまいを伴う突発性難聴 罹患後の遷延性めまい	統計検定
症例数（n＝95）	n＝55	n＝40	chi-square p-value
前庭代償不全	33	4	24.35 0.00080
BPPV	20	20	1.77 0.18
内リンパ水腫	2	16	19.9 0.00080

（文献 11 より改変）

した[8]．我々は神経耳科学的検査所見より，めまいを伴う突発性難聴の聴力予後と前庭障害予後の有意な相関について報告した[7]．Shinohara らは画像検査上，突発性難聴症例の造影 MRI で蝸牛神経ではなく内耳の造影所見が得られた[9]．以上の所見より，めまいを伴う突発性難聴は主として蝸牛や前庭の 1 次求心性ニューロンの障害ではなく，コルチ器および前庭を含めた内耳障害であろうと推察されている．

めまいを伴う突発性難聴の障害原因について，最近 MRI 画像所見で内耳出血を呈する症例が報告され，前述の前庭神経炎のウイルス性とは異なり，主として血管性病変と推察されている[10]．

めまいを伴う突発性難聴罹患後に遷延するめまい

めまいを伴う突発性難聴のめまい経過は，数日続く回転性めまいに襲われた後，体動時の誘発性めまい・ふらつきがしばらく続く．しかしながら，いったんめまい・ふらつきが軽快した後に，再び執拗なめまいの出現を主訴に来院する症例が少なくない．過去にめまいを伴う突発性難聴という大きな回転性めまいを経験した後に生じる執拗なめまいでは，大きく 3 つの可能性が考えられる[11]（表 1）．勿論，腫瘍や梗塞などの中枢病変を否定したうえでの可能性である．

第 1 は続発性 BPPV である．前項で述べたように，先行疾患はコルチ器および前庭を含めた内耳障害であろうと推察されている．したがって，先行疾患は罹患後しばらくして卵形嚢耳石の易剝離性を呈し得る．後述の続発性内リンパ水腫，前庭代償不全との鑑別にはしっかりした誘発性めまいに関する問診，繰り返しの頭位・頭位変換眼振検査，場合によっては耳石器機能検査の施行が必要となる．

第 2 は続発性内リンパ水腫である．特に，先行疾患における血流障害やウイルス障害によって血管条の内リンパ産生や内リンパ嚢の内リンパ吸収に影響が及び，先行疾患罹患後しばらくして内リンパの産生と吸収の恒常性が破綻するという．続発性 BPPV，前庭代償不全との鑑別にはしっかりした問診と，場合によっては内リンパ水腫推定検査の施行が必要である．

第 3 は前庭代償不全あるいは前庭代償遅延である．急性末梢前庭障害疾患では，適切な治療で内耳平衡器と前庭神経を含む末梢前庭系の障害が治れば，回転性めまい発作は消失する．さらに，この障害が治らなくても，動的前庭代償，つまり中枢神経系による代償がうまく働けば，頭部運動や体動に応じて体のバランスが取れるようになる．ところが，この動的前庭代償は常に確実に働いてくれるとは限らない．急性末梢前庭疾患によって受けた前庭系の障害が非常に大きい場合や変動する場合[12]，高齢患者[13]，合併症によっては動的代償が進みにくく，頭部運動や体動のたびに誘発さ

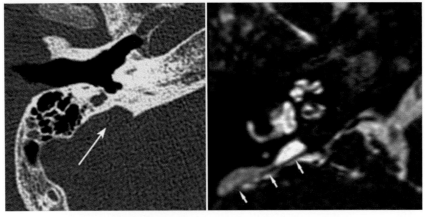

図 3. 前庭水管拡大症の CT および MRI 所見（自験例）　　　　a｜b
a：CT では右前庭水管骨迷路部の拡大所見（矢印）
b：MRI，T2 強調像では右前庭水管膜迷路部の拡大所見（矢印）を認めた

れる浮動感に悩まされる．残念ながら急性期治療によって末梢前庭機能が回復しなかった場合，後遺症としての誘発性めまい・ふらつきが治るか否かは，中枢神経系による前庭代償に期待するしかない．しっかりした問診と眼振検査によるおよその鑑別診断を下しつつ，さらには温度刺激検査，ビデオヘッドインパルス検査による末梢前庭機能障害の有無，動的前庭代償不全の検出が重要である．

聴神経腫瘍

聴神経腫瘍は内耳道内の第8脳神経，神経鞘より発生する良性の神経鞘腫である．通常，腫瘍は下前庭神経由来が多いが，腫瘍増大速度が緩徐であるため中枢前庭代償が働き，めまい症状の訴えは比較的少ない．むしろ，蝸牛神経が内耳道内で前庭神経鞘腫により圧迫されるため，耳鳴，難聴の訴えが多い．また，腫瘍内出血や浮腫により突発性難聴様の急性の発症形式を取る場合や，メニエール病様の反復性めまい難聴発作を呈する場合もあり鑑別に注意を要する．神経耳科学的検査および画像検査により確定診断を下す．上前庭神経由来の腫瘍は上前庭神経機能を表す温度刺激検査の異常検出率が高くなり，下前庭神経由来の腫瘍は下前庭神経機能を表す VEMP の異常検出率が高くなると考えられる[14]．MRI 画像検査の解像度の日進月歩により，画像で内耳道内に小腫瘍が見つかった段階での神経耳科学的検査の異常検出率

は低くなり，治療に関して定期的な経過観察で良い症例は多くなるであろう．

外リンパ瘻

鼻かみによる急激な鼓室圧変化やいきみによる急激な髄液圧上昇により内耳窓が破裂し，外リンパが漏出することでめまい，難聴を生じる疾患である．外リンパ減少による相対的な内リンパ水腫として，続発的にメニエール病様の反復性めまい難聴症状を呈する症例も報告されており，外リンパ瘻とメニエール病の鑑別には苦慮することがある[15]．発症にかかわる具体的エピソードが明らかでない場合も多く，前述のめまいを伴う突発性難聴として扱われている症例も多いと考えられている．エピソードが明らかな場合でも，現時点での確定診断法は，鼓室試験開放による術中の肉眼的外リンパ漏出確認が中心的となっている．追加的な確定診断法として，鼓室内に漏出した外リンパ液特異的蛋白を鼓膜小切開によって採取し，確認する[16]．

前庭水管拡大症

前庭水管から内リンパ嚢にかけての著明な拡大を特徴とする疾患で，遺伝子座 DFNB4 の PDS 遺伝子異常による常染色体劣性遺伝であることがわかっている[17]．側頭骨 CT にて前庭水管骨迷路の拡大，MRI の T2 強調像にて前庭水管膜迷路の拡大を確認する（図3）．本疾患は前庭窓，正円窓と

ともに拡大した前庭水管が第3の内耳窓として働くため，聴力正常あるいは難聴初期の純音聴力図が低周波数領域の伝音成分の閾値上昇，骨導成分の閾値低下により，見かけ上の気骨導差を呈することがあるので注意を要する[18]．一般に小児期に難聴を発症し，めまいを伴いながら徐々に高度難聴へ進行する．急性感音難聴発症時には突発性難聴に準じた治療を施行するが，症状コントロールの困難な場合が多い．

おわりに

本稿では「難聴とめまいを訴える患者の診かた」について解説した．難聴を随伴するめまい疾患を述べただけではまったくつまらない，どこにでもあるテキストになってしまう．そこで，日常のめまい診療において出くわす可能性のある，非常に紛らわしいケースも併せて取り上げた．

過去にメニエール病と診断したことは正解だが，最近のめまい発作はメニエール病由来ではなく，続発したBPPVが原因である．めまいを伴う突発性難聴に罹患後，めまいが頻発しているが，果たしてメニエール病なのか，続発したBPPVなのか．まさに，日常のめまい診療における「引っ掛け問題」である．引用文献[1)11)]を参考にしていただき，「時折引っ掛け問題」が潜んでいる明日からのめまい診療を楽しんでいただければ幸いである．

文　献

1) Nishikawa D, Wada Y, Shiozaki T, et al：Patients with vertigo/dizziness due to unknown origin during follow-ups by general otolaryngologists at outpatient town clinic. Auris Nasus Larynx, **48**：400-407, 2021.
   Summary　全国の診療所から「原因不明のめまい症」として紹介された症例に対して，めまい検査入院により原因究明した結果を提示した論文．種々の耳科・神経耳科学的検査，画像検査，血液検査，心理アンケートにより，45%がBPPV，23%が起立性調節障害などであった．

2) Yamakawa K：The pathology of a labyrinth with Meniere's disease. Jpn J Otol, **44**：2310-2312, 1938.

3) Hallpike CS, Cairns H：Observations on the pathology of Meniere's syndrome. J Laryngol, **53**：625-655, 1938.

4) Schuknecht HF：Pathophysiology of endolymphatic hydrops. Arch Otorhinolaryngol, **212**：253-262, 1976.

5) Nakashima T, Naganawa S, Sugiura M, et al：Visualization of endolymphatic hydrops in patients with Meniere's disease. Laryngoscope, **117**：415-420, 2007.

6) Taura A, Funabiki K, Ohgita H, et al：One third of vertiginous episodes during the follow up period are caused by benign paroxysmal positional vertigo in patients with Meniere's disease. Acta Otolaryngol, **134**：1140-1145, 2014.
   Summary　メニエール病とBPPVの両者鑑別を煩雑にしている原因は相互の合併であり，メニエール病296例のうちBPPVを合併する割合は96例，32.4%と報告した．特に，外側半規管型BPPVの合併が多い．

7) Kitahara T, Takeda N, Nishiike S, et al：Prognosis of inner ear periphery and central vestibular plasticity in sudden deafness with vertigo. Ann Otol Rhinol Laryngol, **114**：786-791, 2005.

8) Schuknecht HF, Kitamura K：Vestibular neuritis. Ann Otol Rhinol Laryngol, Suppl **90**：1-19, 1981.

9) Shinohara S, Yamamoto E, Saiwai S, et al：Clinical features of sudden hearing loss associated with a high signal in the labyrinth on unenhanced T1-weighted magnetic resonance imaging. Eur Arch Otolaryngol, **257**：480-484, 2000.

10) Sugiura M, Naganawa S, Teranishi M, et al：Three-dimensional fluid-attenuated inversion recovery magnetic resonance imaging findings in patients with sudden sensorineural hearing loss. Laryngoscope, **116**：1451-1454, 2006.

11) Shiozaki T, Kitahara T, Sakagami M, et al：What diagnosis should we make for long-lasting vertiginous sensation after acute peripheral vertigo? Acta Otolaryngol, **140**：1001-1006, 2020.
   Summary　前庭神経炎罹患後およびめまいを伴う突発性難聴罹患後に遷延するめまい症例

95例の原因を検討した論文. それぞれの原因として, 続発性 BPPV, 続発性内リンパ水腫, 前庭代償不全である割合を提示した.

12) 北原　糺, 堀井　新, 近藤千雅ほか：末梢性前庭疾患の残存前庭機能と動的前庭代償. 日耳鼻会報, **110**：720-727, 2007.
Summary 残存前庭機能が固定的な疾患として前庭神経炎, めまいを伴う突発性難聴, 残存前庭機能が変動する疾患としてメニエール病, 聴神経腫瘍を代表疾患として挙げ, 末梢性前庭疾患の残存前庭機能は固定していれば残存機能が大きいほど, 変動しているなら残存機能が小さいほど動的前庭代償が進むことを述べた論文.

13) 北原　糺, 堀井　新, 久保　武ほか：加齢と前庭神経炎後遺症. Equilibrium Res, **67**：506-511, 2008.

14) Murofushi T, Matsuzaki M, Mizuno M：Vestibular evoked myogenic potentials in patients with acoustic neuromas. Arch Otolaryngol Head Neck Surg, **124**：509-512, 1998.

15) Fitzgerald DC：Perilymphatic fistula and Meniere's disease. Clinical series and literature review. Ann Otol Rhinol Laryngol, **110**：430-436, 2001.

16) Ikezono T, Shindo S, Li L, et al：Identification of a novel Cochlin isoform in the perilymph：insights to Cochlin function and the pathogenesis of DFNA9. Biochem Biophys Res Commun, **314**：440-446, 2004.

17) Abe S, Usami S, Hoover DM, et al：Fluctuating sensorineural hearing loss associated with enlarged vestibular aqueduct maps to 7q31, the region containing the Pendred gene. Am J Med Genet, **82**：322-328, 1999.

18) Merchant SN, Rosowski JJ：Conductive hearing loss caused by third-window lesions of the inner ear. Otol Neurotol, **29**：282-289, 2008.

MB ENT, 267 : 33-40, 2022

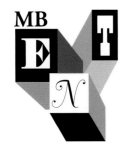

◆特集・"めまい"を訴える患者の診かた

持続する浮遊感を訴える患者の診かた

堀井　新*

Abstract　持続する浮遊感を生じる慢性めまい疾患としては，多い順に持続性知覚性姿勢誘発めまい(PPPD)，一側前庭障害の代償不全，心因性めまい，めまい症などがあり，両側前庭機能障害，加齢性前庭障害，脳血管障害後遺症，中枢変性疾患なども原因となる．本稿ではこれらの疾患に関して診断基準を中心として解説し，鑑別のポイントを紹介する．慢性めまい疾患では急性前庭障害が先行していることが多く，体平衡維持が視覚・体性感覚依存にシフトするため視覚刺激や体動で誘発性めまいを生じる．代償不全でみられる誘発性めまいは瞬間的である(＝moment flare)のに対し，PPPDでは1日中持続する浮遊感に誘発性めまいが加わり，後者は代償不全に比べ長時間持続する点が特徴的である．心因性めまいではこのような誘発性めまいは稀であり，両側前庭機能障害や加齢性前庭障害では空間識の異常を伴わない，姿勢の不安定さを特徴とする．

Key words　持続性知覚性姿勢誘発めまい(persistent postural-perceptual dizziness；PPPD)，一側前庭障害(unilateral vestibular hypofunction)，心因性めまい(psychogenic dizziness)，空間識異常(spatial disorientation)，浮動性めまい(dizziness)

めまいの定義と空間識異常

「めまい」を訴えて受診した患者に，「めまい」という言葉を使わずに自分の症状を言ってもらうと，「目が回る」「じっとしているのに，周りの景色が流れる，回転する」「自分が回ったり，動いている感じがする」「ふわふわして雲の上を歩く感じ」「平衡感覚が狂った感じ」「地に足が付かない感じ」「安定せず転倒する」「立っているだけで，ふらつく」「歩くとふらつく」など，様々な表現が出てくる．これらの症状は，すべて「めまい」の一言で表されるが，その病態は同じだろうか？もし，異なった病態が想定されるのなら，これらを区別するための語彙は存在するだろうか．

「目が回る」「じっとしているのに，周りの景色が流れる，回転する」「自分が回ったり，動いている感じがする」は，自発眼振を想像させる症状である＝①.

「ふわふわして雲の上を歩く感じ」「平衡感覚が狂った感じ」「地に足が付かない感じ」は，空間における自分の位置感覚や運動感覚が正しく認識できていない状態，すなわち空間識異常と考えられる．天候異常など視覚情報の不足から戦闘機のパイロットが上下の感覚を失い，自ら地上へ直進し墜落してしまうような病態に類似している＝②.

「安定せず転倒する」「立っているだけで，ふらつく」「歩くとふらつく」は，空間識の異常はないが，身体の安定を保てず不安定(＝unsteadiness)になっている状況と考えられる＝③.

このように日本語の「めまい」症状は少なくとも3つくらいに分類できると考えられるが，この3つの病態を区別して表現する適当な語彙は見当たらない．逆に言うと，「めまい」はこの3つのすべてを包括し，めまいと一言で言ってもどのよう

---

*　Horii Arata，〒951-8510 新潟県新潟市中央区旭町通1-757　新潟大学大学院医歯学総合研究科耳鼻咽喉科・頭頸部外科学分野，教授

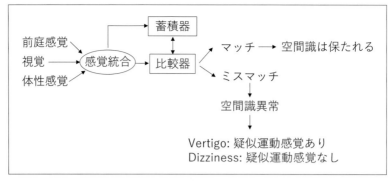

図 1. 空間識異常とめまい

な病態を指すのかあいまいさが残る.

　Bárány society による国際定義(2009)では，前庭症状＝vestibular symptoms(註. 前庭障害による症状という意味ではなく，平衡障害による症状を指す)は大きく vertigo, dizziness, vestibulo-visual symptoms, postural symptoms の4つに分類される[1].

　Vertigo は，実際は動いていないのに生じる疑似運動感覚，あるいは正常な運動で生じる歪んだ運動感覚と定義され，空間識異常を伴う. 運動感覚が回転性の場合は spinning vertigo，それ以外の縦や横ゆれの感覚であれば non-spinning vertigo と呼ばれる. 上記の ① に相当する.

　Dizziness は空間認知が障害された感覚で，疑似運動感覚や歪んだ運動感覚は伴わない，と定義される. 上記の ② に相当する.

　Vestibulo-visual symptoms は眼振により外界が動いて見える視覚症状や前庭機能障害によるblur(動揺視)などを指す. 前庭系の異常により生じる視覚症状であるが，空間識異常は伴わない. 運動感覚を伴う場合もあるが，視覚症状のみの場合もある.

　Postural symptoms は座位，立位，歩行など，上体を起こしている時(up-right)に生じるバランス異常と定義される. これは，バランス感覚の異常というより，実際のバランス異常，不安定さ(unsteadiness)であり，例えば壁に手をつくなど支えがあれば改善する. 上記の ③ に相当する.

　4つの前庭症状のうち，vestibulo-visual symptoms, postural symptoms は前庭障害を原因とする視覚および姿勢に関する症状で，それぞれ前庭

動眼反射，前庭脊髄反射の異常により生じるが，空間識異常は伴わない. 一方，vertigo と dizziness は空間認知が障害された状態であり，疑似運動感覚を伴う場合が vertigo，伴わない場合が dizziness である. ともに，中枢での空間識に関する感覚が統合・比較される際のミスマッチによる症状と考えられる(図1).

持続する浮遊感とは何か

　本稿の主題である「持続する浮遊感」の浮遊感は，前項の ②，dizziness であり，疑似運動感覚を伴わない空間識の障害と考えられる.

　Bárány society は前庭疾患＝vestibular syndromes(註. 前庭が原因の疾患という意味ではなく，平衡障害をきたす疾患を指す)をその発症様式から，急性(acute)，発作性(episodic)，慢性(chronic)に分類している(表1)[2]. 急性は前庭神経炎やめまいを伴う突発性難聴，発作性はメニエール病や BPPV が代表疾患である. 慢性は3ヶ月以上症状が持続する状態を指し，持続性知覚性姿勢誘発めまい(persistent postural-perceptual dizziness；PPPD)，一側前庭機能障害の代償不全，心因性めまい，両側前庭機能障害(bilateral vestibulopathy；BVP)，加齢性前庭障害(presby-vestibulopathy；PVP)などが含まれる. このうち，BVP は眼振を伴うことは稀で vertigo を起こすことは少なく，空間識の障害(＝dizziness/vertigo)というよりは，姿勢の不安定さ(＝unsteadiness)が主症状である.

　急性めまいの多くは末梢性であり，時間経過とともに末梢前庭機能が回復するか中枢性の代償

表 1. 発症様式からみためまいの分類

発症様式	疾患名
急性 （acute）	・前庭神経炎 ・めまいを伴う突発性難聴 ・脳血管障害によるめまい
発作性 （episodic）	・メニエール病 ・前庭性片頭痛 ・BPPV（良性発作性頭位めまい症） ・vestibular paroxysmia（前庭性発作症） ・椎骨脳底動脈循環不全 ・パニック発作など心因性めまいの一部
慢性 （chronic）	・PPPD（持続性知覚性姿勢誘発めまい） ・一側前庭機能障害の代償不全 ・心因性めまいの一部 ・両側前庭機能障害 ・presbyvestibulopathy（加齢性前庭障害） ・脳血管障害後遺症 ・中枢変性疾患（多系統萎縮症，パーキンソン病など）

（前庭代償）により軽快する．発作性めまいも同様の機序で発作間欠期は多くの場合無症状である．めまい症状が慢性化する要因としては，発作性めまいの場合は発作が頻回となることや，代償に時間を要することが考えられる．末梢性の急性めまいの症状軽快には，前庭代償とともに感覚再重みづけ（sensory reweighting）も関与している．すなわち，急性期には，障害された前庭機能を補うために視覚および体性感覚依存へ一時的にシフトし，体平衡を保つと考えられる．前庭代償の進行あるいは前庭障害自体が軽快するとともに，このシフトが元のバランスに戻ると考えられるが，慢性めまいでは何らかの理由で視覚・体性感覚依存が持続していると考えられる．そのため，動く視覚刺激や体動に伴う体性感覚刺激に過敏となり，めまいが増悪する．このシフトが持続する限り症状誘発が続くため，めまいは慢性化することになる．すなわち，持続する浮遊感の原因となる．

慢性めまいの原因疾患

一般に 3 ヶ月以上症状が持続する場合に慢性めまいと定義するが，その原因疾患としては，PPPD が 39％と最多で，心因性めまい 18％，代償不全 13％と続く．診断のつかないめまい症も 16％存在する（図 2，自験例）．慢性めまいの原因疾患のうち，PPPD，代償不全，心因性めまい，両側

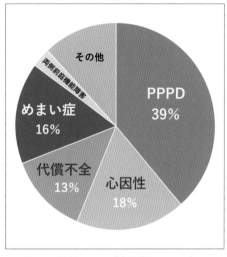

図 2. 慢性めまい（病悩期間＞3 M）の原因疾患（n＝238，新潟大学）

前庭機能障害，加齢性前庭障害に関して概説し，最後にこれらの鑑別方法に関して述べる．

1．持続性知覚性姿勢誘発めまい（PPPD）[3]

PPPD は慢性めまいを主訴とする疾患で，2018年改訂の WHO 国際疾病分類 ICD-11 に新規収載された．Bárány society が発表した診断基準によると，PPPD は 3 ヶ月以上持続する浮動感（dizziness），不安定さ（unsteadiness），非回転性めまい（non-spinning vertigo）を主訴とし，症状は立位姿勢・歩行，能動的あるいは受動的な体動，動くものや複雑な視覚パターンをみた時に増悪し，前庭疾患を中心とする何らかの平衡障害に続発す

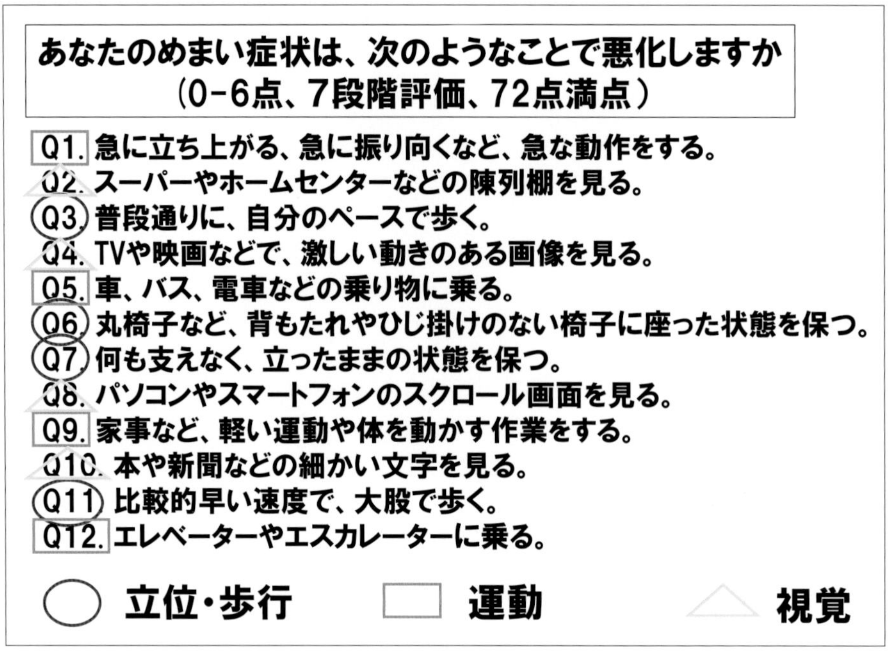

あなたのめまい症状は、次のようなことで悪化しますか
（0-6点、7段階評価、72点満点）

Q1. 急に立ち上がる、急に振り向くなど、急な動作をする。
Q2. スーパーやホームセンターなどの陳列棚を見る。
Q3. 普段通りに、自分のペースで歩く。
Q4. TVや映画などで、激しい動きのある画像を見る。
Q5. 車、バス、電車などの乗り物に乗る。
Q6. 丸椅子など、背もたれやひじ掛けのない椅子に座った状態を保つ。
Q7. 何も支えなく、立ったままの状態を保つ。
Q8. パソコンやスマートフォンのスクロール画面を見る。
Q9. 家事など、軽い運動や体を動かす作業をする。
Q10. 本や新聞などの細かい文字を見る。
Q11. 比較的早い速度で、大股で歩く。
Q12. エレベーターやエスカレーターに乗る。

◯ 立位・歩行　　□ 運動　　△ 視覚

図 3. PPPD 診断のための問診票（Niigata PPPD Questionnaire；NPQ）

表 2. PPPD の検査所見

検査項目	mean	SD	コメント
CP（%）	22.9	25.1	何らかの眼振を 5 例に認めた
cVEMP（asymmetry ratio）（%）	28.9	32.1	<33.3 と正常範囲
oVEMP（asymmetry ratio）（%）	21.5	26.6	↓
VOR gain（rt.）	0.66	0.23	正常範囲
VOR gain（lt.）	0.64	0.29	↓
vHIT gain（rt.）	1.06	1.42	↓
vHIT gain（lt.）	0.93	0.18	↓
HADS total（不安・うつ指標）	17.7	8.0	他の慢性めまいと差なし
DHI total（めまいハンディキャップ）	53.6	21.4	めまい症（36.3）に比べ有意に高値
重心動揺　ラバーロンベルグ率 （視覚依存の指標）	1.90	0.53	正常範囲 （健常：1.66, 1.53〜1.99）
重心動揺　閉眼ラバー比 （体性感覚依存の指標）	2.11	0.65	正常範囲 （健常：2.09, 1.82〜2.64）

る．器質的前庭疾患や精神疾患を合併することもあるが，それらでは症状を説明できないときにPPPD と診断する．先行する平衡障害が治癒した後も，平衡維持のストラテジーが視覚・体性感覚シフトのまま持続しているために視覚刺激や体動による増悪を認めると考えられている．現時点で特異的な平衡機能検査や脳画像検査はなく，純粋な器質疾患や精神疾患ではなく機能性疾患と考えられている．SSRI/SNRI，前庭リハビリテーション，認知行動療法の有用性が報告されている．

1）PPPD 診断のための問診票[4]

PPPD を診断するためには症状や病歴に関する詳細な問診が重要である．問診をできるだけ漏れなく効率的に行うため，我々は図3に示すような問診票（Niigata PPPD Questionnaire；NPQ）を作成した．問診票の信頼性および妥当性は統計学的に証明されており，72 点満点中 27 点をカットオフ値とすると PPPD 診断の感度 70%，特異度 68%である．実際の診断には診断基準に則った詳細な問診が必須であるが，スクリーニングとしての機能を果たしうる有用なツールである．

2）PPPD の検査所見

表2に PPPD の検査所見（自験例）を示す．器質的前庭疾患の既往や合併のために CP%がやや高

値ではあるが，回転検査やvHITのVOR gainは正常でVEMPも正常である．PPPDでは姿勢制御の視覚依存，体性感覚依存が亢進していると考えられるが，重心動揺検査のラバーロンベルグ率，閉眼ラバー比は正常である．検査感度が不十分なためと考えられる．Hospital Anxiety and Depression Scale（HADS）はやや高値であるが，他の慢性めまい疾患と差はない．Dizziness Handicap Inventory（DHI）はめまい症に比べ有意に高値であり，PPPDでは自覚症状の重症感が強いことが推察される．

PPPDでは視覚刺激や体動で前庭症状が誘発されることから，体平衡維持にかかわる感覚系の感覚過敏が存在する可能性が考えられる．自覚的視性垂直位（SVV）は重力方向の知覚に関する指標であるが，頭部を傾斜してSVVを測定する頭部傾斜SVV検査（head-roll tilt SVV；HT-SVV）は通常のSVV検査より感度が高いことが知られている[5]．頭部傾斜時のSVVと実際の頭部傾斜角（head tilt angle；HTA）から求めた頭部傾斜感覚ゲイン（head tilt perception gain；HTPG）はPPPDでは代償不全あるいは心因性めまいに比べ有意に大きいことが判明し，HTPG>1.202ではPPPD診断の特異度は95.2%であった[6]．HTPGがPPPD診断の客観的な指標になることが期待される．

3）PPPDのサブグループ[7]

PPPDは恐怖性姿勢めまい（phobic postural vertigo），chronic subjective dizziness，視性めまい（visual vertigo），space motion discomfortというかつて独立して提唱された4つのめまい疾患が実際は単一の疾患であり，それぞれ「ある側面」に注目した結果，4つの別の疾患として報告されてきたという前提に立った病名である[2]．そのため，PPPDには例えば視覚誘発が強い群，立位での症状が強い群などのサブタイプが存在する可能性が考えられる．

前述のPPPD診断のための問診票（NPQ）に対するPPPD患者の回答から問診項目を因子分析すると，PPPD患者におけるめまいの誘発要因は診断基準にある① 立位あるいは歩行，② 能動的あるいは受動的な動き，③ 視覚刺激の3つから，① 視覚刺激，② 歩行あるいは能動的な動き，③ 立位あるいは受動的な動きに再編成された．これらの再編成された誘発要因に関してクラスター解析を行い，PPPDにサブタイプが存在するかどうか検討した．その結果，3つのサブタイプ，すなわち，① 視覚誘発型，② 能動運動誘発型，③ 混合型に分類できること，サブタイプごとに患者背景，各種平衡機能検査を比較したところ，② 能動運動誘発型では① 視覚誘発型に比べ有意に高齢であることが判明した．また，立位や受動運動による誘発はクラスター分けに影響を与えないことが示された．この結果は，PPPDは誘発要因から3つのサブタイプに分類されるが，これらは必ずしもPPPDのもとになった4つの疾患の特徴に合致するものではなく，やはりPPPDは単一の疾患と考えられることを示唆するものである．今後はサブタイプごとに個別化治療を目指すことで，より高い治療効果が得られるものと考えられる．

4）PPPDの治療

SSRI/SNRIによる薬物治療[8]，前庭リハビリテーション[9]，認知行動療法[10]の有用性が報告されているが，無作為化比較試験は行われていない．SSRI/SNRIは，抑うつや不安症合併の有無にかかわらず有効であり，精神作用以外の奏効機序が考えられている．投与量はうつに用いられる量の半量程度で有効とする報告が多い．1/4程度は腹部症状の副作用により内服困難で，奏効率は70%程度である．

前庭リハビリテーションの4つのメカニズム，すなわちcompensation（代償），adaptation（適応），substitution（代行），habituation（慣れ）のうち，PPPDに対してはhabituationが有効と考えられている．前庭リハビリテーション施行時にはめまいを誘発，悪化させる場合が多く，プロトコールの最適化に問題が残されている．

認知行動療法は，病態を複数の要因から成る悪

表 3. 両側前庭機能障害の診断基準

A. 慢性の前庭症状のうち，1 および 2，3 のうち少なくとも 1 つをみたす
　1. 歩行あるいは立位における不安定感
　2. 歩行あるいは急な体動で，視野がぼやける，あるいは動揺視を認める
　3. 暗い場所や平らでない地面で不安定感が悪化する
B. 座位あるいは臥位の静止時には無症状
C. 以下で示される両側前庭動眼反射の低下
　・ビデオヘッドインパルス検査あるいはサーチコイルを用いた前庭動眼反射の利得が 0.6 未満
　および／あるいは
　・冷温交互による温度眼振検査の最大緩徐相速度の一側の和（冷＋温）が，6 度／秒以下
　および／あるいは
　・振子様回転検査（0.1 Hz，最大角速度 50 度／秒）における前庭動眼反射の利得が 0.1 未満
D. 他の疾患で説明できない

循環としてとらえ，認知（思考）と行動を変容することで，悪循環を軽減し，症状を緩和させる精神療法と定義される．現時点では施行できる施設は限られるが，今後の普及が期待される．

2．一側性前庭機能障害の代償不全

前庭神経炎やめまいを伴う突発性難聴などの一側性前庭障害による症状は，前庭代償と平衡維持の感覚再重みづけ（sensory reweighting）による視覚・体性感覚シフトにより多くの場合自然に回復する．しかし，自発眼振など静的症状は回復しやすいが，頭振後眼振や体動時のめまいなどの動的症状は残存する場合も多い．CP など末梢前庭障害は回復する場合としない場合があるが，前庭神経炎では急性期のステロイド投与が末梢前庭機能の回復を促進する[11]．慢性期の治療には，前庭動眼反射の利得の適応などの前庭リハビリテーションが適している．

3．心因性めまい[12]

めまいの原因となる精神疾患は，大きく分けて不安障害，うつ，身体症状症の 3 つに分けられる．不安障害のうち，全般性不安障害の身体症状として慢性めまいが知られている．パニック障害の身体症状として発作性のめまいがあり，時として回転性のめまいの場合もあるので注意を要する．うつも慢性めまいの原因となる．不安障害やうつはめまいの原因となるだけでなく，メニエール病など器質的前庭疾患に合併し，めまいの増悪因子として働いている場合がある．これらを含め，広義の心因性めまいと呼ぶが，心因性めまいでは抗不安薬や抗うつ薬が著効する場合が多く，見逃さず確実に診断し治療することが重要である．身体症状症では所見に見合わない身体症状を執拗に訴えるが，薬物治療の効果に乏しい．めまいを身体症状とする精神疾患の中では，不安障害が最多である．

4．両側前庭機能障害[13]

表 3 に Bárány society による両側前庭機能障害の診断基準を示す．一側性前庭機能障害と異なり両側障害では前庭代償が働かないため，平衡維持のストラテジーとしては視覚・体性感覚シフトが主となる．そのため，暗所や平らでない地面で不安定さ（＝unsteadiness）が悪化する．VOR の欠如により前述の vestibulo-visual symptoms の 1 種である jumbling 現象（歩行時の動揺視）を生じる．主症状は空間識異常というよりは，不安定さ（unsteadiness）である．診断基準の特徴は，平衡機能検査に明確な基準が設けられている点である．両側前庭機能障害は症候群であり単一の疾患ではない．原因としては，70％が特発性であるが，13％は耳毒性薬物，7％は両側メニエール病，5％が髄膜炎とされている．めまいに占める頻度は 2.6％と多くはなく，好発年齢は 50〜60 歳である．一側性前庭障害と異なり前庭リハビリテーションの効果は限定的であり治療に難渋するが，触覚を用いた感覚代行治療が試みられている[14]．

5．加齢性前庭障害[15]

Bárány society による加齢性前庭障害の診断基準を表 4 に示す．主症状は不安定さ（unsteadiness）や転倒であるが，慢性の浮遊感（dizziness）も含まれる．加齢性前庭障害は，60 歳以上にみられる加齢による末梢〜中枢前庭系の障害と全身性の加齢変化により慢性の平衡障害を訴える症候群である．前庭機能の基準として，正常より低下し

表 4. 加齢性前庭障害の診断基準

A. 前庭症状が慢性に持続し(少なくとも 3 ヶ月), 下記症状のうち少なくとも 2 つを伴う
  1. 姿勢保持障害あるいは不安定感
  2. 歩行障害
  3. 慢性の浮動性めまい感
  4. 繰り返す転倒
B. 下記の検査のうち少なくとも 1 つの検査で軽度の両側前庭機能低下を示す.
  1. ビデオヘッドインパルス検査における前庭動眼反射の利得が両側とも 0.6〜0.83
  2. 回転椅子による正弦波回転刺激検査(回転周波数 0.1 Hz, 最大角速度 50〜60 度／秒)における前庭動眼反射の利得が 0.1〜0.3
  3. 冷温交互による温度眼振検査の最大緩徐相速度の和(冷＋温)が, 両側とも 6〜25 度／秒
C. 60 歳以上
D. 他の疾患で説明できない

表 5. PPPD を中心とした慢性めまいの鑑別ポイント

	PPPD	心因性めまい	代償不全	両側前庭機能障害	加齢性前庭障害
持続性浮動感	○	○	△	○	○
立位で悪化	○	×	△	○	○
体動で悪化	○	×	○	○	○
誘発後, 悪化が持続	○	×	×	×	×
視覚誘発	○	×	△	△	△
眼振	△	×	○	△	
vHIT 異常, CP	△	×	一側障害	高度両側障害	軽度両側障害
HTPG 高値	○	×	×	未検	未検
Jumbling 現象	×	×	△	○	○

ているが前述の両側前庭機能障害ほどには低下していない範囲が設定されている.

PPPD を中心とした慢性めまいの鑑別診断(表5)

慢性めまいの鑑別では, 図2に示す原因疾患の頻度を知ったうえで各疾患の診断基準に則って診断する. 頻度としては PPPD が最多で, 心因性めまい, 代償不全, めまい症, その他と続く. 両側前庭機能障害は難治性疾患ではあるが, 頻度的には稀な疾患である.

加齢性前庭障害と両側前庭機能障害の診断には詳細な前庭機能評価が必須である. 両疾患は両側の前庭機能低下のため, 立位で悪化する持続性浮動感を生じる. 両側低下のため前庭代償が生じにくく, 感覚再重みづけにより視覚・体性感覚シフトしているために視覚誘発や体動による悪化も認め, PPPD との鑑別は難しい. 前述のように詳細な前庭機能検査が鑑別の要点となるが, 症状からは, PPPD ではいったん誘発されると症状がしばらく持続する点が鑑別点に挙げられる. また, 逆に jumbling 現象(歩行時の動揺視)を訴える場合

は, PPPD は考えにくい.

心因性めまいの前庭症状は表5に示すようにPPPD と多くの点で異なるが, PPPD 患者が高頻度で不安障害を合併するので鑑別上, 混乱しやすい. PPPD における不安障害はあくまで合併症であり全例で認めるものではなく, まして診断に必須というわけではない. 不安障害のある患者が持続性のめまいを訴えるが, その症状が診断基準にある特徴を満たさなければ, それは PPPD ではなく心因性めまいと判断する.

一側前庭障害後の代償不全も感覚再重みづけが視覚・体性感覚シフトしていると, PPPD との鑑別が難しい場合がある. 代償不全でも持続性の浮動感を訴えるが, どちらかといえば誘発症状が主体である場合が多い. 一方, PPPD では瞬間的, 短時間の誘発症状(＝moment flare)のみでは, その診断基準は満たさないことから, 代償不全と鑑別できる. 逆に, 頭振後眼振が残存し, 視覚や体動による瞬間的な誘発性めまいが主体の場合は, 代償不全で十分症状が説明できるため, PPPD とは診断しない.

参考文献

1) Bisdorff A, von Brevern M, Lempert T, et al：Classification of vestibular symptoms：Towards an international classification of vestibular disorders. J Vestib Res, **19**：1-13, 2009.
Summary バラニー学会による vertigo, dizziness などめまいに関する用語の定義をまとめた論文.

2) Bisdorff AR, Staab JP, Newman-Toker DE：Overview of the international classification of vestibular disorders. Neurol Clin, **33**：541-550, 2015.

3) Staab JP, Eckhardt-Henn A, Horii A, et al：Diagnostic criteria for persistent postural-perceptual dizziness(PPPD)：Consensus document of the Committee for the Classification of Vestibular Disorders of the Bárány Society. J Vestib Res, **27**：191-208, 2017.

4) Yagi C, Morita Y, Kitazawa M, et al：A validated questionnaire to assess the severity of persistent postural-perceptual dizziness(PPPD)：The Niigata PPPD Questionnaire(NPQ). Otol Neurotol, **40**：e747-e752, 2019.
Summary PPPD 診断のための問診票に関する論文. 72 点満点中 27 点をカットオフ値とすると PPPD 診断の感度 70%, 特異度 68% である.

5) Wada Y, Yamanaka T, Kitahara T, et al：Effect of head roll-tilt on the subjective visual vertical in healthy participants：Towards better clinical measurement of gravity perception. Laryngoscope Investig Otolaryngol, **5**：941-949, 2020.

6) Yagi C, Morita Y, Kitazawa M, et al：Head roll-tilt subjective visual vertical test in the diagnosis of persistent postural-perceptual dizziness. Otol Neurotol, **42**：e1618-e1624, 2021.
Summary PPPD では頭部傾斜 SVV 検査において, 代償不全, 心因性めまいより有意に異常値が認められることを示した論文.

7) Yagi C, Morita Y, Kitazawa M, et al：Subtypes of persistent postural-perceptual dizziness. Front Neurol, **12**：652366, 2021.
Summary NPQ 問診票の因子分析, クラスター解析から PPPD には視覚誘発型, 能動運動誘発型, 混合型のサブタイプが存在することを示した論文.

8) 八木千裕, 森田由香, 北澤明子ほか：持続性知覚性姿勢誘発めまい(Persistent Postural-Perceptual Dizziness, PPPD)に対する抗うつ薬の効果について. 日耳鼻会報, **124**：998-1004, 2021.
Summary SSRI/SNRI/NaSSA 投与例では無投薬例に比べ, PPPD の自覚症状が長期にわたり改善することを示した論文.

9) Nada EH, Ibraheem OA, Hassaan MR：Vestibular rehabilitation therapy outcomes in patients with persistent postural-perceptual dizziness. Ann Otol Rhinol Laryngol, **128**：323-329, 2019.

10) Kuwabara J, Kondo M, Kabaya K, et al：Acceptance and commitment therapy combined with vestibular rehabilitation for persistent postural-perceptual dizziness：A pilot study. Am J Otolaryngol, **41**：102609, 2020.

11) Kitahara T, Kondoh K, Morihana T, et al：Steroid effects on vestibular compensation in human. Neurol Res, **25**：287-291, 2003.

12) 堀井 新：心因性めまいに対する向精神薬の適応と使い方. MB ENT, **210**：64-67, 2017.

13) Strupp M, Kim JS, Murofushi T, et al：Bilateral vestibulopathy：Diagnostic criteria. Consensus document of the Classification Committee of the Bárány Society. J Vestib Res, **27**：177-189, 2017.

14) 武田憲昭：前庭代償と平衡訓練—基礎から臨床への展開—. 第121回日本耳鼻咽喉科宿題報告. 2020.

15) Agrawal Y, Van de Berg R, Wuyts F, et al：Presbyvestibulopathy：Diagnostic criteria. Consensus document of the classification committee of the Bárány Society. J Vestib Res, **9**：161-170, 2019.

MB ENT, 267：41-49, 2022

◆特集・"めまい"を訴える患者の診かた

頭位性めまいを訴える患者の診かた

今井貴夫*

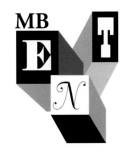

Abstract 頭位性めまいは，その原因が末梢性前庭障害に起因する末梢性頭位めまいと中枢性前庭障害に起因する中枢性頭位めまいに分類される．末梢性頭位めまいのほとんどは良性発作性頭位めまい症である．中枢性頭位めまいは，前庭-動眼反射の制御にかかわっている小脳の虫部，特にその下部に存在する虫部垂や小節の異常で発症することが多い．中枢性頭位めまいに分類される頸性めまいは頭部の回転または伸展により生じるめまいであり，その発症起源から，椎骨動脈の急激な血流障害，緊張性頸反射の異常，頸部交感神経系の異常(Barré-Lieou 症候群)の3つの原因が考えられている．中枢性頭位めまいの頻度は低いが，生命予後に影響する場合もあるため，その鑑別は極めて重要である．中枢性頭位めまいにおいてめまい以外の中枢神経症状を伴えばその診断は容易であるが，伴わない場合が多いので，その頭位・頭位変換眼振所見の特徴を理解しておく必要がある．

Key words 良性発作性頭位めまい症(benign paroxysmal positional vertigo)，半規管結石症(canalolithiasis)，クプラ結石症(cupulolithiasis)，Epley 法(Epley maneuver)，Gufoni 法(Gufoni maneuver)

はじめに

特定の頭位または頭位変換で誘発されるめまいは頭位性めまいと呼ばれ，その原因が末梢性前庭障害に起因する末梢性頭位めまいと中枢性前庭障害に起因する中枢性頭位めまいに分類される．末梢性頭位めまいでは，良性発作性頭位めまい症(benign paroxysmal positional vertigo：以下，BPPV)の頻度がもっとも高く，頭位性めまいを訴える患者の大半は BPPV である．中枢性頭位めまいの頻度は低いが，生命予後に影響する場合もあるため，その鑑別は極めて重要である．本稿では BPPV，中枢性頭位めまいについて解説し，それらの鑑別法を述べる．

良性発作性頭位めまい症(BPPV)

末梢性前庭障害に起因する末梢性頭位めまいの

うち，もっとも頻度が高いのは BPPV である[1]．

1. 問 診

BPPV の診断基準は症状の項目と検査所見の項目から成る[2]．BPPV と診断するためには，症状の項目において 1)特定の頭位・頭位変換により回転性あるいは浮動性のめまいが起こる，2)めまいの持続時間が半規管結石症では 1 分以内，クプラ結石症では 1 分以上，3)めまいに随伴する聴覚症状を伴わない，を満たす必要がある．

1) めまいの性状，めまいの起こる頭位変換

我々は BPPV 患者と BPPV 以外のめまいを主訴とする患者の問診に対する回答を比較検討した[3]．めまいの性状では，回転性めまいを訴える患者の割合が BPPV ではその他のめまい疾患に比べ有意に高かった．浮動性めまいを訴える患者の割合に関しては有意差を認めなかった．めまいが誘発されるきっかけに関し，「寝起きの動作」「寝

* Imai Takao, 〒 565-0871 大阪府吹田市山田丘 2-2 大阪大学大学院医学系研究科耳鼻咽喉科・頭頸部外科, 准教授

返り」と回答した患者の割合がBPPVでは有意に高かった.

2）めまいの持続時間

めまいの持続時間はBPPVではBPPV以外のめまい疾患に比べ有意に短かった．めまいの持続時間にてBPPVであるか否かを判断した際，BPPV診断の感度，特異度がもっとも高くなる持続時間をROC曲線から求めたところ，5分であった．すなわち，BPPVでのめまいの持続時間は5分以内であることが多い.

3）聴覚症状の有無

めまい発作に伴う難聴，耳鳴，耳閉感などの聴覚症状の出現はBPPVではその他のめまい疾患に比べ有意に少なかった．以前より一側耳の難聴が存在する率もBPPVでは有意に低かった．また，めまい発作時に頭痛が伴う割合も有意に低かった.

これらの結果より，BPPVの症状の特徴は ①「回転性めまい」，②「寝起き，寝返りの動作でめまいが誘発される」，③「めまいの持続時間は5分以内である」，④「一側耳の難聴がなく，めまい発作時に聴覚症状を伴わない」ということである．これら①〜④の各項目に点数をつけ，項目を満たした場合にその点数を付加し，合計点を求め，その合計点からBPPVを感度，特異度が高く診断できるようにしたところ以下のようになった[4].

「めまいの性状は回転性めまいですか？」という問診に対し，「はい」であれば+1点

「寝返りでめまいが誘発されますか？」という問診に対し，「はい」であれば+1点

「めまいの持続時間は5分以内ですか？」という問診に対し，「はい」であれば+2点

「もともと一側の難聴がある，もしくは今回のめまいに難聴，耳鳴，耳閉感のいずれかを伴いますか？」という問診に対し，「はい」であれば−1点

とし，合計点が2点以上の場合BPPVと診断し，2点未満の場合BPPVではないと診断した場合，BPPVが感度8割，特異度7割で診断できた．スコアリングを行った際，寝起きでめまいが誘発さ

れるか否かは無関係となった．BPPV患者において寝起き時にめまいが誘発される場合は寝返りでもめまいが誘発されることがその理由であると考えられる.

2．検　査

BPPVは耳石器から剝離した耳石が半規管内に迷入することにより生じ，その病態は半規管結石症[5]およびクプラ結石症[6]である．迷入した半規管および半規管結石症かクプラ結石症かの病態によりサブタイプ分類される．現在，後半規管型BPPV（半規管結石症），外側半規管型BPPV（半規管結石症），外側半規管型BPPV（クプラ結石症）の3つのサブタイプの存在のコンセンサスが得られている[7]．BPPVの診断基準では，検査所見の項目においてそれぞれのサブタイプに応じた頭位・頭位変換眼振の確認が診断に必須である[2].

1）後半規管型BPPV（半規管結石症）

後半規管型BPPV（半規管結石症）では耳石器から剝離した耳石が後半規管内に迷入し浮遊している．座位での患側向き45°頸部捻転から患側向き45°懸垂位へのDix-Hallpike法と呼ばれる頭位変換眼振検査により，図1-aに示すように患側の後半規管内に存在する耳石が下降し，反膨大部向きの内リンパ流動が生じ，患側後半規管の前庭動眼反射が誘発され，患側後半規管興奮性の眼振（患側向き回旋性眼振，上眼瞼向きの垂直成分を伴うことがある）が観察される[8]．耳石が後半規管の最下点に到達すると耳石の動きが止まるので，内リンパ流動も止まり，患側後半規管興奮性の眼振が消失する．よって，Dix-Hallpike法により観察される頭位変換眼振は一過性であり，その持続時間は数十秒程度で，長くても1分程である[9]．患側向き45°懸垂位から座位へのreverse Dix-Hallpike法と呼ばれる頭位変換眼振検査時には，図1-bに示すように患側後半規管にDix-Hallpike法時とは逆方向の向膨大部向きの内リンパ流動が生じるので患側後半規管抑制性の眼振（健側向き回旋性成分を持つ下眼瞼向き眼振）が観察される．この内リンパ流動も数十秒以内に止まるので患側

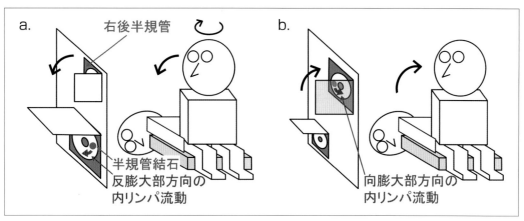

図 1. 後半規管型 BPPV（半規管結石症）に対する頭位変換眼振検査

右患側の後半規管型 BPPV（半規管結石症）に対する頭位変換眼振検査を示す.

a：Dix-Hallpike 法．座位で患側（右側）へ頭部を 45° 回転させ，患側耳下懸垂頭位となるよう体を倒す．この場合，患側（右）の後半規管の形成する平面が矢状面に一致するためもっとも刺激される．その結果，迷入した耳石が動き反膨大部方向の内リンパ流動が生じ，患側（右）の後半規管刺激性の前庭動眼反射が誘発されることにより頭位変換眼振およびめまいが生じる

b：Reverse Dix-Hallpike 法．患側下（右下）懸垂頭位から座位にする．この場合，患側（右）の後半規管は Dix-Hallpike 法時と同じ平面内で，逆方向に動くので，膨大部方向の内リンパ流動が生じ，患側（右）の後半規管抑制性の前庭動眼反射が誘発されることにより頭位変換眼振およびめまいが生じる

後半規管抑制性眼振も一過性であり，数秒～数十秒程度で消失する[10]．これらの頭位変換眼振検査時には患側後半規管の興奮もしくは抑制によるめまい症状が出現する．後半規管型 BPPV（半規管結石症）では繰り返し頭位変換眼振検査を行うと頭位変換眼振およびめまい症状が減弱，消失し，これは疲労現象と呼ばれる[11]．

2）外側半規管型 BPPV（半規管結石症）

外側半規管型 BPPV（半規管結石症）では耳石器から剝離した耳石が外側半規管内に迷入し浮遊している[12]．臥位で頭部を右耳下頭位，左耳下頭位へ捻転させる head roll test（supine roll test）と呼ばれる頭位眼振検査により，図 2-a に示すように患側耳下頭位時に外側半規管内に存在する耳石が下降し，膨大部向きの内リンパ流動が生じ，前庭動眼反射が誘発され，患側外側半規管興奮性（患側向き水平性眼振，患側向きの回旋成分を伴うことがある）の眼振が観察される．耳石が外側半規管の最下点に到達すると耳石の動きが止まるので，内リンパ流動も止まり，患側外側半規管興奮性の眼振が消失する．よって，head roll test により観察される頭位眼振は一過性であり，その持続

時間は数十秒程度であり，長くても 1 分程である．健側耳下頭位の頭位眼振検査時には，患側外側半規管に患側耳下時とは逆方向の反膨大部向きの内リンパ流動が生じるので患側外側半規管抑制性の眼振（健側向き水平性眼振，健側向きの回旋成分を伴うことがある）が観察される．この内リンパ流動も数十秒以内に止まるので患側外側半規管抑制性眼振も一過性であり，数秒～数十秒程度で消失する．これらの頭位眼振検査時には外側半規管の興奮もしくは抑制によるめまい症状が出現する．右耳下頭位で右向き水平性眼振，左耳下頭位で左向き水平性眼振が誘発され，図 2-a に示すようにどちらも地面に近づく方向の眼振であるので方向交代性向地性（下向性）頭位眼振と呼ばれる．一過性の向地性眼振が消失した後，高頻度に第二相性眼振と呼ばれる逆向きの眼振が出現する[13]．繰り返し頭位眼振検査を行ってもめまい症状，頭位眼振が出現することが多く，外側半規管型 BPPV（半規管結石症）では疲労現象は起こりにくい．

3）外側半規管型 BPPV（クプラ結石症）

外側半規管型 BPPV（クプラ結石症）では耳石器

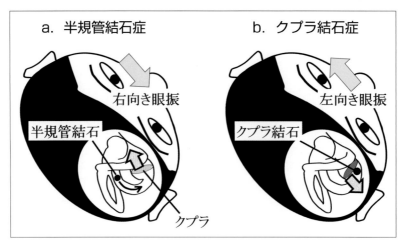

図 2. 外側半規管型 BPPV の頭位眼振

右患側の外側半規管型 BPPV の臥位右下頭位時の頭位眼振を示す

a：外側半規管型 BPPV（半規管結石症）．臥位にて患側下（右下）頭位を取ると，迷入した耳石が下方へ移動することにより膨大部方向の内リンパ流動が生じ，患側（右）の外側半規管興奮性の前庭動眼反射が誘発されることにより患側向き（右向き）の頭位眼振およびめまいが生じる．この眼振は地面の方向へ向かう向地性（下向性）頭位眼振である

b：外側半規管型 BPPV（クプラ結石症）．臥位にて患側下（右下）頭位を取ると，耳石の付着により比重が増したクプラが重力により反膨大部方向へ偏倚し，患側（右）の外側半規管抑制性の前庭動眼反射が誘発されることにより健側向き（左向き）の頭位眼振およびめまいが生じる．この眼振は地面から遠ざかる背地性（上向性）頭位眼振である

から剥離した耳石が外側半規管のクプラに付着しているためクプラの比重が大きくなっている[12]．よって，head roll test 時にはクプラが重力方向に偏倚するため，患側耳下頭位時には図 2-b に示すようにクプラが反膨大部方向に偏倚し，前庭動眼反射が誘発され，患側外側半規管抑制性（健側向き水平性眼振，健側向きの回旋成分を伴うことがある）の眼振が観察される．このクプラの偏倚は頭位を維持している間中続くので head roll test 時に観察される頭位眼振は持続性である．健側耳下頭位の頭位眼振検査時にはクプラは膨大部方向に偏倚し，患側外側半規管興奮性の眼振（患側向き水平性眼振，患側向きの回旋成分を伴うことがある）が観察される．この頭位眼振も持続性である．これらの頭位眼振検査時には外側半規管の興奮もしくは抑制によるめまい症状が出現する．右耳下頭位で左向き水平性眼振，左耳下頭位で右向き水平性眼振が誘発され，図 2-b に示すようにどちらも地面から遠ざかる方向の眼振であるので方向交代性背地性（上向性）頭位眼振と呼ばれる．背

地性眼振は減衰が少なく臥位右耳下頭位，左下頭位を維持している間中観察され，これらの頭位を取れば必ず背地性眼振が誘発されるので外側半規管型 BPPV（クプラ結石症）では疲労現象を認めない．

3．治 療

BPPV には耳石置換法と呼ばれる半規管内の耳石を前庭へと戻す治療法が存在する[5]．耳石置換法には罹患半規管に特異的な方法が存在する．

1）後半規管型 BPPV（半規管結石症）に対する耳石置換法

後半規管型 BPPV（半規管結石症）に対しては Epley 法と呼ばれる耳石置換法を行う[5]．右患側の場合の Epley 法を図 3 に示す．

2）外側半規管型 BPPV に対する耳石置換法

外側半規管型 BPPV に対しては Gufoni 法と呼ばれる耳石置換法を行う[14]．右患側の外側半規管型 BPPV（半規管結石症）および左患側の外側半規管型 BPPV（クプラ結石症）に対する Gufoni 法を図 4 に示す．

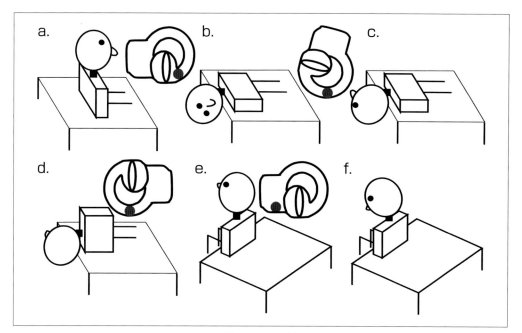

図 3. Epley 法

右患側の後半規管型 BPPV（半規管結石症）に対する Epley 法を示す．a〜f の順に患者の頭部
を動かすことにより，赤丸で示した耳石を半規管内から追い出すことができる

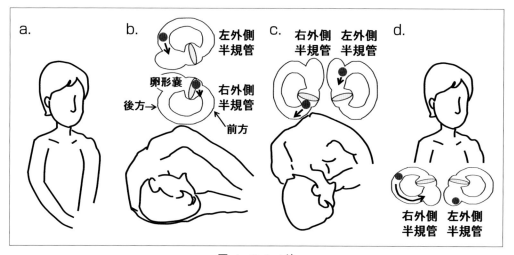

図 4. Gufoni 法

左患側の外側半規管型 BPPV（半規管結石症）および右患側の外側半規管型 BPPV（クプラ結石症）
に対する Gufoni 法を示す．a〜d の順に患者の頭部を動かすことにより，赤丸で示した耳石を半
規管内から追い出すことができる

中枢性頭位めまい

1．中枢性頭位めまい

　中枢性前庭障害により特定の頭位または頭位変
換でめまいが誘発されるものを中枢性頭位めまい
と呼ぶ．中枢性頭位めまいは，前庭動眼反射の制
御にかかわっている小脳の虫部，特にその下部に

存在する虫部垂や小節の異常で発症することが多
いとされている[15]．中枢性頭位めまい症例は，頭
痛，嘔吐，うっ血乳頭などの脳圧亢進症状，小脳
症状，手，腕の運動，知覚障害を伴う場合もある
が，頭位変化によって誘発されるめまいだけが主
訴の場合が多い．方向交代性背地性眼振や垂直性
眼振を示す場合が多く[15]，特に方向交代性背地性

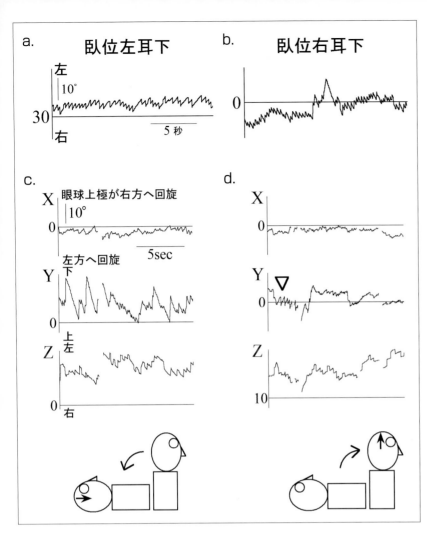

a. 臥位左耳下
左 10°
30
右
5秒

b. 臥位右耳下
0

c.
X 眼球上極が右方へ回旋
10°
0
左方へ回旋
Y 下
0
5sec
Z 左
0
右

d.
X
0
Y
▽
0
Z
10

図 5.
中枢性方向交代性背地性頭位眼振
　a：臥位左下頭位．右向き眼振が
　　解発された
　b：臥位右下頭位．左向き眼振が
　　解発された
　c：座位から臥位への頭位変換．
　　下眼瞼向き眼振が解発された
　d：臥位から座位への頭位変換．
　　上眼瞼向き眼振（▽）が解発され
　　た
注：眼振は固定座標表記なので，水平
　　成分は正の方向が左，負の方向
　　が右，垂直成分は正の方向が下，
　　負の方向が上である

眼振を示す場合は中枢性前庭障害と末梢性前庭障害との鑑別が困難な場合もあり，注意が必要である．

　中枢性頭位めまいの一例を示す[16]．症例は73歳，男性である．図5-a, bに示すように head roll test で方向交代性背地性眼振を示し，頭位眼振の減衰を認めず，外側半規管型 BPPV（クプラ結石症）の頭位眼振と何ら違いはなかった．しかし，図5-c, d に示すように座位から臥位への頭位変換にて下眼瞼向き，臥位から座位への頭位変換にて上眼瞼向きの垂直性の頭位変換眼振を示した．この症例は，傍舌下神経前位核に病巣があった．耳石動眼反射は小脳により抑制されているが，中枢性病変によりこの抑制が取れ，頭位変化時の重力方向の変化により耳石動眼反射が出現し，方向交代性背地性眼振が解発されたと考えた[15]．外側半規

管型 BPPV（クプラ結石症）では垂直性眼振は解発されないため，鑑別できる．

2．頸性めまい

　頸性めまいは頭部の回転または伸展により生じるめまいであり，その発症起源から，椎骨動脈の急激な血流障害，緊張性頸反射の異常，頸部交感神経系の異常（Barré-Lieou 症候群）の3つの原因が考えられている．椎骨動脈の急激な血流障害による頸性めまいとして，Powers 症候群，Bow hunter's stroke，鎖骨下動脈盗血症候群などがある．Bow hunter's stroke とは，頭部の回転によって椎骨動脈が頸椎 C1-C2 レベルで狭窄し，椎骨脳底動脈領域に一過性の虚血症状を呈する疾患である．48歳，男性の Bow hunter's stroke 症例が臥位にて左下頭位に頸部を捻転した時の頭位眼振を図6に示す[17]．下眼瞼向きおよび反時計周りの垂直回

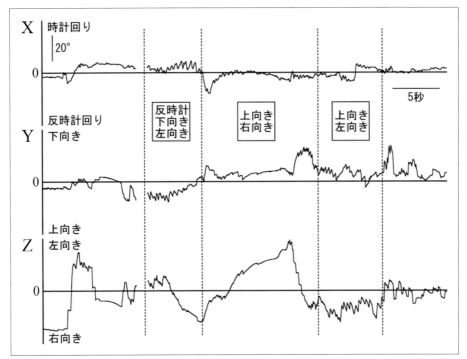

図 6. Bow hunter's stroke 症例に対し左に頸部を捻転した時に得られた頭位眼振
下眼瞼向きおよび反時計周りの垂直回旋混合性眼振が出現し，その後右上向き斜行性
眼振に変化し，最後に左上向き斜行性眼振に変化した
注：眼振は固定座標表記なので，水平成分は正の方向が左，負の方向が右，垂直成分は
　　正の方向が下，負の方向が上である
（文献 19 より）

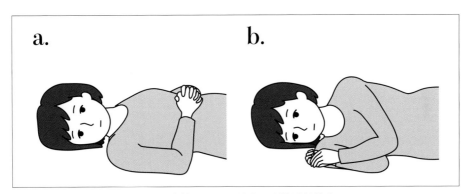

図 7. 頸性めまいに対する頭位眼振検査
a：頸部を回し右下頭位をとった場合
b：頸部を動かさずに頭部と躯幹を一体にして右下頭位をとった場合

旋混合性眼振が出現し，その後，右上向き斜行性
眼振に変化し，最後に，左上向き斜行性眼振に変
化した．その頭位を維持すると，意識が遠のく感
じと右上肢のしびれが出現し，これ以上の観察は
不可能であった．この眼振は，頸部を動かさずに
頭部と躯幹を一体にした側臥位の検査では右側臥
位時に左向き眼振をわずかに認めるのみであっ

た．脳血管撮影では，左椎骨動脈は鎖骨下動脈か
らの起始部で閉塞していた．右椎骨動脈は頸部正
中位では明らかな狭窄は認めなかったが，頭部を
左に 45° 捻転すると環椎軸椎関節部（C1-C2）で右
椎骨動脈に著しい狭窄が認められ血流が遮断され
た．図 6 に示す眼振は BPPV では観察されないの
で，中枢性前庭障害による頭位眼振と考えられ

た．また，外側半規管型 BPPV では臥位で頭部の
み左右に回転させた場合と左右の側臥位時に観察
される眼振に違いがないため，鑑別できる．

3．末梢性頭位めまいと中枢性頭位めまいとの鑑別

　頭位・頭位変換眼振検査中に意識障害，複視，
構音障害，顔面知覚障害などの中枢障害を示す症
状が出現すれば中枢性頭位めまいを診断するのは
容易である．しかし，中枢性頭位めまいでめまい
しか症状を訴えない場合もあり，明らかな中枢障
害を示す症状や所見がない場合はその鑑別には眼
振所見が重要である．BPPV に典型的ではない頭
位・頭位変換眼振，具体的には図5-c，d に示す
ような純垂直性の上眼瞼向き，もしくは下眼瞼向
きの眼振で減衰を認めない場合は中枢性頭位めま
いを疑う．一方，疲労現象は BPPV に特異的な性
状であるので疲労現象が観察された際，中枢性頭
位めまいは否定的である．

　方向交代性向地性頭位眼振で減衰を示すもの
は，外側半規管型 BPPV（半規管結石症）と考えて
よい．一方，外側半規管型 BPPV（クプラ結石症）
の場合は減衰しない方向交代性背地性頭位眼振を
示すが，中枢性頭位めまいでも同様の方向交代性
背地性眼振を示す場合があるので注意が必要であ
る．鑑別のポイントとして，経過中に方向交代性
背地性眼振が方向交代性向地性眼振に変化すれ
ば，末梢性と診断してよい[18)．一方，方向交代性
背地性眼振が2週間以上持続する場合は中枢性頭
位めまいを疑い，画像検査などを追加する．頸性
めまいと頭位性めまいの鑑別には，図7に示す頭
位眼振検査が有効である[19)．臥位で頭部を回し右
下頭位を取ると（図7-a），頭位性めまいでも頸性
めまいでも頭位眼振が誘発される．一方，頭部と
躯幹を一体にして右下頭位を取ると（図7-b），頭
位性めまいでは頭位眼振が誘発されるが，頸性め
まいでは頭位眼振は誘発されない．

文　献

1）宇野敦彦，長井美樹，坂田義治ほか：市中病院
　　耳鼻咽喉科における最近のめまい統計．日耳鼻
　　会報，**104**：1119-1125, 2001.
2）日本めまい平衡医学会診断基準化委員会：めま
　　いの診断基準化のための資料 診断基準 2017 年
　　改定．Equilibrium Res, **76**：233-241, 2017.
3）Imai T, Higashi-Shingai K, Takimoto Y, et al：
　　New scoring system of an interview for the
　　diagnosis of benign paroxysmal positional ver-
　　tigo. Acta Otolaryngol, **136**：283-288, 2016.
　　Summary　問診の答えに点数を付けることに
　　より，その合計点から BPPV が感度8割，特異
　　度7割で診断できた．
4）今井貴夫，西池季隆，大島一男ほか：非めまい
　　専門医に対する良性発作性頭位めまい症の診療
　　の教育．日耳鼻会報，**120**：733-739, 2017.
5）Epley J：The canalith repositioning procedure：
　　for treatment of benign paroxysmal positional
　　vertigo. Otolaryngol Head Neck Surg, **107**：
　　399-404, 1992.
6）Schuknecht HF：Cupulolithiasis. Arch Otorhi-
　　nolaryngol, **90**：765-778, 1969.
7）von Brevern M, Bertholon P, Brandt T, et al：
　　Benign paroxysmal positional vertigo：Diag-
　　nostic criteria. J Vestib Res, **25**：105-117, 2015.
8）Imai T, Takeda N, Uno A, et al：Three-dimen-
　　sional eye rotation axis analysis of benign par-
　　oxysmal positioning nystagmus. ORL J Otorhi-
　　nolaryngol Relat Spec, **64**：417-423, 2002.
9）Imai T, Takeda N, Ikezono T, et al：Classifica-
　　tion, diagnostic criteria and management of
　　benign paroxysmal positional vertigo. Auris
　　Nasus Larynx, **44**：1-6, 2017.
10）Imai T, Nishiike S, Okumura T, et al：Effect of
　　sitting position vs. supine position with the
　　head turned to the affected side on benign
　　paroxysmal positional vertigo fatigue. Front
　　Neurol, **12**：705034, 2021.
　　Summary　懸垂頭位を維持した場合，疲労現
　　象は生じたが，reverse Dix-Hallpike 法後に座
　　位を維持した場合，疲労現象は生じなかった．
11）Imai T, Okumura T, Nishiike S, et al：Recovery
　　of positional nystagmus after benign paroxys-
　　mal positional vertigo fatigue. Eur Arch Oto-
　　rhinolaryngol, **275**：2967-2973, 2018.
　　Summary　後半規管型 BPPV において疲労現
　　象が生じた30分後には，再度頭位変換眼振を認
　　め疲労現象の効果が消失していた．

12) 今井貴夫：外側半規管型 BPPV. Equilibrium Res, **72**：451-458, 2013.

13) Yetiser S：Spontaneous direction-changing or reversing positional nystagmus without changing head Position during head-roll/head-hanging maneuvers：biphasic positional nystagmus. J Audiol Otol, **25**：43-48, 2021.

14) Gufoni M, Mastrosimone L, Di Nasso F：Repositioning maneuver in benign paroxysmal vertigo of horizontal semicircular canal. Acta Otorhinolaryngol Ital, **18**：363-367, 1998.

15) 武田憲昭，神畠俊子，西池季隆ほか：中枢性頭位めまい症例. Equilibrium Res, **58**：209-214, 1999.

16) Imai T, Horii A, Takeda N, et al：A case of apogeotropic nystagmus with brainstem lesion：An implication for mechanism of central apogeotropic nystagmus. Auris Nasus Larynx, **37**：742-746, 2010.

17) 佐藤　豪，今井貴夫，関根和教ほか：頸性めまいを訴えた Bow hunter's stroke 例. Equilibrium Res, **67**：301-306, 2008.

18) Imai T, Takeda N, Sato G, et al：Changes in slow phase eye velocity and time constant of positional nystagmus at transform from cupulolithiasis to canalolithiasis. Acta Otolaryngol, **128**：22-28, 2008.
Summary クプラに付着した耳石がクプラからはずれ，病態がクプラ結石症から半規管結石症に変化した.

19) 今井貴夫：頭位性めまい. MB ENT, **102**：18-25, 2009.

Monthly Book
ENTONI
エントーニ
No.263

最新増大号

MB ENTONI No.263　2021年10月　増大号
160頁　定価5,280円（本体4,800円＋税）

エキスパートから学ぶ
最新の耳管診療

編集企画　仙塩利府病院耳科手術センター長　**小林俊光**

本邦では薬事承認を受けたバルーン耳管開大術、2020年に保険適用された耳管ピン挿入術と今後の新規医療としての普及が期待される耳管診療について、エキスパートにより解説！！

☆ CONTENTS ☆

←詳しくはこちらを check！

 全日本病院出版会　〒113-0033 東京都文京区本郷 3-16-4　Tel：03-5689-5989
www.zenniti.com　Fax：03-5689-8030

MB ENT, 267：51-59, 2022

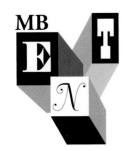

◆特集・“めまい”を訴える患者の診かた

精神疾患を合併するめまいを訴える患者の診かた

清水謙祐*

Abstract 精神疾患を合併するめまいを訴える患者を診るときにもっとも重要なことは，心身同時診療を心がけることである．「心」：不安の検査・問診（アナムネ）・不眠の評価，と「身」：耳鼻咽喉科診療であり，めまい・耳鳴・難聴などの診療を，同時に行うことは耳鼻咽喉科医にしかできないことである．

患者に，不安・抑うつ・食欲低下・多弁・攻撃性・幻聴・妄想・認知障害・不眠などの精神症状を認めた場合，精神疾患併存（psychiatric comorbidity）の可能性を考え，治療・精神科医連携を図るべきである．

とりわけ，患者に精神疾患併存の可能性を考えた際には，「心：精神疾患」診療と，「身：耳鼻咽喉科・身体疾患」診療の限りをつくして，機能性身体疾患の除外を行い，めまい疾患と精神疾患の治療にあたるべきである．治療は困難を伴うため，患者と協力して治療する姿勢が必要である．疾病利得がある場合は，治療困難である．ベンゾジアゼピン系薬物依存に注意が必要である．精神科医連携が重要である．

新型コロナウイルス感染症などが大変であるが，診療する耳鼻咽喉科医が疲弊すべきではない．患者の病状が良くならなくても落ち込むことなく，患者と自分自身に「希望」を処方することを忘れてはならない！

Key words 精神疾患併存（psychiatric comorbidity），連携（collaboration），ベンゾジアゼピン系薬物依存（benzodiazepine drug dependence）

はじめに

耳鼻咽喉科は，部位の限った診療科である[1]．人間の五感のうち，視覚を除く，聴覚，平衡覚，味覚，嗅覚の4つの感覚器があり，日常生活に不可欠な音声言語器もあるため，ひとたびこの部位に障害を受けると quality of life を著しく損なう．コミュニケーション障害に陥り，不安，抑うつ，不眠，パニック，イライラなど，精神症状を呈することもしばしばである．

この場合，耳鼻咽喉科の患者に精神障害を認めたと考えるのが，耳鼻咽喉科からの考え方である．しかし，精神病の患者は，自分が精神病であるという自覚に乏しく，例えばうつ病の場合で

は，患者の1割しか精神科を受診しない[2]．他は精神科以外のプライマリーケア医を受診する．つまり，精神病患者が耳鼻咽喉科を受診しているともいえるのである．そうであるならば，それらの精神病については，精神科の診断基準に従って診断し，治療するのが妥当である．しかしながら，すべての精神病患者を精神科のみで診察し治療することは，患者が精神科受診を希望しない場合もあり不可能である．

筆者は耳鼻咽喉科専門医であるが，精神保健指定医としても耳鼻咽喉科と精神科の両科にまたがる患者の診察をしている．当院は307床の精神科単科病院であるが，1994年より73歳の耳鼻咽喉科専門医が勤務し耳鼻咽喉科診療を開始した．

* Kiyomizu Kensuke, 〒 889-0511 宮崎県延岡市松原町 4-8850 医療法人建悠会 吉田病院耳鼻咽喉科・精神科／宮崎大学医学部耳鼻咽喉・頭頸部外科学教室

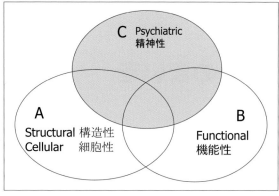

図 1. 一般めまい分類
めまい疾患の併存はそれぞれ独立して起こり得る
（文献 4 より）

2005 年から筆者が耳鼻咽喉科診療を担当している[3]．今回，精神疾患を合併するめまいを訴える患者の診かたについて，耳鼻咽喉科と精神科の両方の立場から解説する．

心因性めまい

心因性めまいの定義として，筆者は ① めまい疾患に精神疾患が併存した場合，と考えている．② 併存した精神疾患がめまい疾患と関連する場合，という考え方もある．また最近，③ 機能性めまい（構造性・細胞性異常のない）[4]である持続性知覚性姿勢誘発めまい（persistent postural-perceptual dizziness；PPPD）[5][6]も注目されており，機能性めまいを心因性と考える場合がある．

めまい疾患はその原因により，内耳性，中枢性，その他に分類される．それぞれ独立して生じることもある．めまいの原因は複数であることも考えながら，鑑別が必要である．めまい患者 189 人の精神疾患併存について 68.3％に急性の精神障害を認めたという報告[7]もあり，筆者例[8]では 67.8％（689/1,016）に精神疾患を認めたため，めまい疾患と精神疾患とは，深い関連があることはよく知られている．

Dieterich, Staab ら[4]によると，Functional（psychogenic）dizziness：機能性（心因性）めまいという論文にて，心因性めまいを以下のように分類している（図 1）．

① **構造性（structural）, 細胞性（cellular）**：内耳性・中枢性障害を含む，細胞レベルでの障害が認められる場合である．メニエール病，前庭神経炎，良性発作性頭位めまい，脳梗塞など，多くの内科疾患が含まれる．

② **機能性（functional）**：細胞レベルの障害がないものの機能的な障害を認める場合であり，新しい診断基準である PPPD[5][6]も含まれる．

③ **精神性（psychiatric）**：精神疾患全般を示すが，認知症などの細胞レベルの障害が認められる精神疾患はどうなるかは記載されていない．

①〜③ は，それぞれ独立してめまい症状を引き起こす．また病状により，様々な形で併存しうる．

精神疾患の診断（ICD-10）[9]は必要であるので，簡単に表 1 に示す．その際，心理テストをして，患者の精神状態を客観的に捉えると患者も受け入れやすい．不安には State Trait Anxiety Inventory（STAI），うつには Self-rating Depression Scale（SDS），不安とうつは Hospital Anxiety and Depression Scale（HADS），認知症状は長谷川式簡易知能評価スケール（HDS-R），Mini Mental State Examination（MMSE）を用いることが多い．その場合，テスト前に十分な説明が必要である．一般的には，「精神病は重症である」というイメージが強く，感情的にも受け入れにくい．精神的ショックを受ける場合があるので，軽症の精神疾患があることを十分説明する必要がある．

1．PPPD[5][6]

PPPD は恐怖性姿勢めまい（phobic postural vertigo；PPV）[10]，慢性自覚性めまい（chronic subjective dizziness；CSD）[11]，視性めまい（visual vertigo；VV）[12]，空間運動不快（space and motion discomfort；SMD）[13]のオーバーラップする部分を整理して，新しい疾患概念として定義したものである．ICD-11 に入れられる予定である．機能性めまいの中心になる疾患と思われる．① 初回発作から 3 ヶ月以上，② 1 ヶ月のうち 15 日以上のめまい，③ 立位・体動・視覚のすべてでめまいは増悪する，を満たす．ヒステリーは含まない．

2．片頭痛関連めまい

国内では五島[14]や室伏[15]により提唱され，バラ

ニー学会では Lempert[16] を中心に診断基準が検討されている．片頭痛の治療によりめまいも軽快する例を認める．筆者例では 87.5%(28/32) と精神疾患併存率は高い．めまい・頭痛・うつの併存は高いと思われる．

3．内リンパ水腫(メニエール病，遅発性内リンパ水腫)

内リンパ水腫は内耳性めまいであるが，その発症に関してストレスと関連がある．ストレスにより症状の悪化を認める場合が多く，不安障害との合併が多い．ストレスと睡眠障害の関連があることはよく知られているが，メニエール病患者において，脳波上明らかな睡眠障害が認められた[17]．当院では，めまい全体のうち内リンパ水腫は 166 例(16.3%)を占め，そのうち 121 例(72.9%)に精神疾患併存を認め，めまい全体 67.8%(689/1,016) より高率であった[8]．治療として向精神薬が効果的であることは良く知られている．また，睡眠障害を改善することで，メニエール病が改善する例もある[17]．

めまい疾患に合併する精神疾患[18](表1)

精神疾患として，身体表現性障害・不安障害・うつ病などがよく知られている．また，筆者は双極性障害・統合失調症・認知症の患者にめまい・耳鳴・聴覚過敏を認め，治療に難渋している．一般的に不安障害・身体表現性障害は軽症，統合失調症・認知症は重症と考えられている．しかし，疾患名と重症度は必ずしも一致しない．軽症の統合失調症患者が社会復帰することもあり，認知症患者の経過が良好な場合もある．一方，重症の不安障害患者が入院したり自殺企図がみられることもある．疾患名ではなく，患者の精神状態によって重症度は評価される．すべての精神疾患はめまい疾患悪化の原因となり得る．

1．不安障害

不安は2つに分類できる．対象のある不安：恐怖，と対象のない漠然とした不安：全般性不安である．めまい・耳鳴などに伴う不安は，対象があ

ることが多いため，恐怖症ということができる．これとは別に，日常的なストレスにともなって起こす不安については，適応障害(F43.2)と診断されることもある．

恐怖症性不安障害(F40)はもっとも頻度が高く，予期不安を伴う．「このまま耳鳴が続いてしまったらどうしよう，失聴してしまうのではないか！」という恐怖である．治療として，不安の説明や段階的曝露療法，少しずつ段階的に不安の対象に慣れていく治療が中心となる．これに対して，対象のない漠然とした不安な気持ちが6ヶ月以上続く場合は全般性不安障害(F41.1)と診断される．治療は選択的セロトニン再取り込み阻害薬(SSRI)となる．パニック障害(F41.0)は数分のパニック発作(動悸，発汗，震え，息苦しさ，めまい感，ふらつく感じ，頭が軽くなる感じ)を繰り返して，救急外来を受診することが度々のようである．治療しないで放置すると自殺のリスクが高くなるため，適切な治療が必要である．SSRI と精神的ケアが中心となる．

適応障害(F43.2)は心理社会的ストレスに適応できず，不安・抑うつ・行動異常などの精神症状がみられる．抑うつなどの精神症状の期間は13日以内であり，14日以上継続するとうつ病の診断基準を満たすことになる．治療としては，原因となるストレスからの開放，つまり環境調整になる．

社交不安障害(SAD)(F40.1)は他人の注視に対する過剰な恐怖・不安を認め，強迫性障害(OCD)(F42)は強迫思考，強迫行為，不合理で楽しくない反復行動を認める．代表的なものとして反復手洗いなどがみられる．外傷後ストレス障害(PTSD)(F43.1)の患者は 2011年3月東日本大震災や 2016年4月の熊本地震後に増加した．治療はいずれも精神的ケアと SSRI になる．

これらに該当せず，ただ不安症状のみがある場合，特定不能の不安障害(F41.9)と診断される．従来の神経症の一部は，他の神経症性障害(F48)と診断される．

表 1. めまい疾患に合併する精神疾患（ICD-10）

精神疾患	精神症状
恐怖症性不安障害 F40	特定の状況・場所で起こる恐怖感 耳鳴・聴覚過敏に対する予期不安も含む
全般性不安障害 F41.1	6ヶ月以上持続する漠然とした不安，緊張，自律神経症状
パニック障害 F41.0	パニック発作^注を繰り返す，不安，自律神経症状 注）動悸，発汗，震え，息苦しさ，めまい感，ふらつく感じ，頭が軽くなる感じ
適応障害 F43.2	社会的ストレスによる不安，うつ，行動障害 抑うつは13日以内
身体化障害 F45.0	2年以上続く多彩で変わりやすい身体症状
解離性障害 F44	ストレスと身体的障害に強い関連があるヒステリー，転換性障害
心気障害 F45.2	2種以上の重大な身体疾患があると6ヶ月以上頑固に確信している
社交不安障害 SAD F40.1	他人の注視に対する過剰な恐怖・不安
強迫性障害 OCD F42	強迫思考，強迫行為，不合理で楽しくない反復行動，手洗いなど
外傷後ストレス障害 PTSD F43.1	ストレスの強い出来事に曝露，フラッシュバック，集中困難，不眠
うつ病 F32	抑うつ気分，興味・喜びの喪失，疲労感，自信喪失，集中力低下，不眠，食欲低下
躁うつ病 F31	躁：多弁，多動，集中困難，浪費，誇大的 うつ：意欲低下，抑うつ症状，罪悪感，疲労感，自信喪失
統合失調症 F20	幻覚，妄想，支離滅裂
認知症 アルツハイマー型 血管性認知症 レビー小体型 前頭側頭型	記憶障害，判断力低下 全般性認知症，大脳全体萎縮，物盗られ妄想 活動性低下，まだら認知症，脳虚血所見 幻視，パーキンソン症状 脱抑制，社会的行動の粗雑化，前頭側頭葉の萎縮
自閉スペクトラム症（ASD）	相互的社会生活における質的異常 行動・興味・活動性のパターンが制限され反復的，常同的
注意欠陥多動症（ADHD）	多動性，衝動性，不注意

2．身体表現性障害，身体症状症

　耳鼻咽喉科心身医療に合併して，様々な問題を引き起こす精神疾患である．医学的には身体的な異常所見は認められないが，何らかの疾患にかかっていると強固に思い込み，様々な身体的不調を訴えるのが特徴である．身体化障害（F45.0）では身体的不調が2年以上続く．解離性障害（F44），機能性神経症状症は，以前はヒステリーと呼ばれていたが，ストレスと身体症状が関連する場合に診断する．本来は専門用語であるが一般用語化していて誤解が多い，いわゆる「ヒステリック」とは異なり，健忘や様々な身体症状を伴う場合が多い．発達障害による不安や，そのために大声を出す場合は，状況による症状であるため，ヒステリーと判断される場合がある．しかし，記憶が鮮明で身体症状がみられず，あまりに大声がひどすぎる場合や，抗うつ薬内服中の際は，双極性感情障害の併存を考えるべきである．心気障害，病気

不安症(F45.2)は 2 種以上の重大な身体疾患があると 6 ヶ月以上頑固に確信している場合である．DSM-5 では身体症状症および関連症群と解離性障害は別カテゴリーである．

ここで重要なポイントを示すが，① 身体疾患で異常所見が認められないこと，② 精神疾患の他に該当するものがないこと，の 2 つを満たすことが重要である．

身体疾患の除外は慎重に行うべきである．1 つの病院にて身体疾患を否定され，身体的異常所見がないため，精神科へ紹介された，というパターンは多い．しかし，複数の病院で身体疾患を否定されても，身体疾患がないことの証明にはならない．かつて，他院で解離性障害と診断された患者に，脳脊髄液漏出症を認めた．患者自身が病院を探しだし，ブラッドパッチ治療を 3 回受けて，見事に職場復帰を果たした．

何らかの疾患にかかっていると強固に思い込む場合，妄想的でないかどうか判断が必要である．幻覚を認める場合は，統合失調症と診断されることもある．統合失調症に伴う解離症状では，身体症状を訴えることが多い．同じ説明を何度も繰り返しても，身体症状の訴えを繰り返す．

患者の訴えをあまり聞きすぎないほうが良い場合がある．疾病利得がある場合は，治療に抵抗する．該当する身体疾患がなく，精神的に身体症状が起こりうることを何度も説明して，本人に治療の意欲がある場合は，身体症状の軽減に努めるべきであるが，困難である．薬物的には，抗うつ薬，睡眠薬，抗てんかん薬などを用いる．治療は容易でなく，薬剤も効果的でないため，様々な試みがなされている．

ここで，PPPD について述べるが[19]，2019 年日本めまい平衡医学会(富山)において招待講演をされた A. Bronstein 教授によると，解離性障害，機能性神経症状症を認めた場合は，PPPD と診断しないことになっている．

3．気分障害

うつ病(F32)や双極性感情障害(躁うつ病：双極)(F31)などに分類される．うつ病が耳鼻咽喉科心身症に伴うと，耳鳴苦痛度を悪化させるため，早急な治療が必要である．

うつ病の診断について，うつ病とうつ状態は異なる．うつ病は診断基準(WHO の ICD-11，アメリカの DSM-5 など)があり，それを満たす場合を示す．うつ状態は，うつ病以外の病気や身体的病気に，抑うつ気分，集中力低下，全身倦怠感などの症状を伴う場合にそう診断されるが，病気というよりは状態像なので，うつ病よりも広い範囲を示す．最終診断が未確定で，うつ状態ととりあえず診断されることもある．双極に伴ううつ状態もみられる．

うつ病は，① 内因性うつ病(従来型，脳の活動低下)，② 心因性うつ病(ストレスによる)，③ 双極に伴ううつ状態，④ 高齢者のうつ病(認知症との鑑別)などの様々なタイプのうつ病，うつ状態を含む可能性があり，これらの区別は容易でない．

ここで特に，うつ病と双極に伴ううつ状態の違いについて説明するが，これは精神科医にとっても区別の難しい病態である[20]．特に双極は，初発うつ症状でうつ病期の長いタイプがあり，躁については活動性亢進，多弁，落ち着きのなさ，誇大性などがみられるが，軽躁というタイプもあり，診断は困難である．しっかりと精神科医や精神疾患に詳しい先生の診断を受けて治療することが望ましい．うつ病の治療は，精神的ケアと薬物療法の 2 つとなる．

4．統合失調症(F20)

浮動感やふらつきがめまいとして認められることがある．また，耳性めまいやメニエール病を合併する場合もある．統合失調症は注察妄想(誰かから見られている)，被害妄想，幻聴などの精神症状を示し，精神科への紹介が必要である．糖尿病や高脂血症，高血圧症を正常人より発症しやすいといわれている．統合失調症患者に躁状態やうつ状態を認めることがあり，双極性障害患者に妄想や幻聴を認める場合もある．統合失調症と双極性障害の移行領域が存在し，遺伝的に両者は似てい

る．また，両者はうつ病より自殺率が高い．

5．認知症（F00～03）

日本は高齢化社会となって患者数は増加し，2012年の時点で462万人と推定された．抗認知症薬も普及し，認知症患者は幅広い科で診療されている．家族や地域とのかかわりが重要である．めまい，難聴，物盗られ妄想を主訴としたアルツハイマー型認知症（F00）の症例を経験している．認知症状の病識はなく，めまい・難聴は自覚しており，介護者をどろぼう扱いしたりして生活の支障は大きい．アルツハイマー型，血管性，レビー小体型，前頭側頭型，混合型など，様々なタイプの認知症を認める．難聴から認知症への移行，初期に嗅覚障害をきたすなど，耳鼻咽喉科との関連も注目されており，今後も期待されている．難聴であることが多少なりとも認知機能に影響を与えているとの報告もある．当院では補聴器による認知機能訓練を施行しているが，耳鼻咽喉科医は認知症診療においても重要な役割を果たすと期待している．

6．自閉スペクトラム症（ASD）

映画「レインマン」で有名な自閉症，知能の保たれたアスペルガー障害などを含む．友人関係がうまくできない，喜び・興味について他人との共有を求めないなどの相互的社会生活における質的異常を認める．また，活動や興味の範囲が狭い，特定の無意味な手順・儀式に執着する，手や指などの奇異な運動，機能とは直接関係ないところへのこだわり，変化に対する不安や抵抗など，行動・興味・活動性のパターンが制限され反復的・常同的である．知能障害を伴う場合と伴わない場合がある．アインシュタインなど天才的な能力を発揮する人が存在する．めまいを主訴とした症例では，自分の訴えを要領よく主治医に伝えることができず，診察時間が長時間に及び，診察間隔も頻繁である．

7．注意欠陥多動症（ADHD）

発達障害の一種であり，多動性，衝動性，不注意のいずれかを認める．他の精神疾患を併存して

いる場合もあり，成人で診断がつくこともある．得意なことを活かして環境調整をすることが大切である．薬物療法も症例によって適応となる．依存リスクのある薬剤を使用することもあり，主治医はADHD適正流通管理システムへの登録が必要である．

8．てんかん

中里[21]によると，てんかん患者は100万人で，正確な治療で約8割は発作が改善するが，多くが正しい治療が行われていない実態がある．てんかんとけいれんは異なる．身体症状，精神症状のみのてんかんも存在する．また，心因性の非てんかんも10％程度含まれており，問診だけでの鑑別は不可能である．ビデオと脳波を用いた検査が必要である．原因として局在関連（脳の一部）が82％，全般（脳全体）が13％との報告があるが，臨床上全般発作のようにみえて，実は局在関連である場合が多く，両者の判別は困難である．投薬治療として，局在関連と全般ともに使用できるラモトリギン（ラミクタール）とレベチラセタム（イーケプラ）が推奨される．ラモトリギンは躁うつ病のうつ状態に対する適応もあり，薬疹に注意して少量から投与すべきである（バルプロ酸Na併用例は注意！）．ともに妊娠を避ける必要のない薬剤のようである．一般的に，全般発作にバルプロ酸Na（セレニカ，デパケン），局在関連発作にカルバマゼピン（テグレトール）が使用されるが，正確な診断確定と副作用に対する配慮が必要である．単剤，もしくは2剤までが推奨される．てんかん患者はふらつきを訴える例が多い．構造性と薬剤性の両方が原因と思われる．

合併した精神疾患の治療

精神疾患の治療は基本的に精神科，心療内科で行うのが妥当であるが，患者は精神科受診を希望しないことがあり，耳鼻咽喉科で治療が必要な場合が半数である．自殺予防の観点から，患者が受診を希望しない場合でも，説得して精神科受診を勧めたほうがいいケースがある．また，医療従事

者の自殺も大きな問題であり，患者を診察する医師がストレスと過労のため，うつ状態に陥ることも少なくない．アメリカでの職業別自殺率で医師は第一位であった．また，うつ病と双極性障害の鑑別は前述したとおり困難で，自殺リスクは双極性障害のほうが高い．精神科医師と連携を図り，これらの精神疾患に対応していただきたい．

精神障害者は，前述のとおり人の言いなりになり盲目的で従順な患者もいれば，易怒的で暴言・攻撃性・疑い深い患者もいる．精神科医師と相談して，耳鼻咽喉科疾患についても可能な限り対応して，耳鼻咽喉科・精神科両方の疾患の治療に励んでいただきたい．

1．精神的ケア：精神療法，心身医学的治療，カウンセリング，認知行動療法，運動療法，非薬物療法

精神的ケアは，上記のように言いかえることができる．それぞれ定義があるが，精神科で行う，薬物でない治療を総じて「精神療法」ということができる．精神科以外の科では，心身症に対する治療として「心身医学的治療」という．心身症というのは精神的ストレスによって引き起こされる身体の病気・病態のことであるが，精神疾患に伴って様々な身体症状を引き起こすことが知られており，うつ病では耳鳴，めまい，肩こり，頭痛，吐き気，痛み，味覚異常，疲労感，不眠なども認める．

軽度の不安障害では，説明で安心することがある．うつ病・適応障害などでは，休養が必要である．ストレスの原因を探るより，今の状態でどうやって日常生活に適応していくか，慣れていくかに重点を置いたほうが，治療がうまくいく場合がある．本人の大好きなこと，興味のあることを，ゆっくりと本人のペースでできるようにしていくと，治療効果が得やすい．

2．向精神薬の使い方[22]

耳鼻咽喉科の患者に向精神薬を使用する際には，十分な説明が必要である．まずは耳鼻咽喉科の治療を行い，それでも軽快せず精神科・心療内科への紹介を必要としないと判断した場合，患者の同意が得られてから使用すべきである．副作用を十分熟知し，向精神薬投与に慣れた医師や，精神科・心療内科医師に相談しながら慎重に投与する．

ストレス軽減，不眠改善を目的として，向精神薬（抗不安薬，睡眠薬，抗うつ薬，抗精神病薬，抗てんかん薬，抗躁薬，抗パーキンソン薬など）の内服を行う．向精神薬は，それぞれの精神疾患に合わせて処方する．薬に対する不安，恐怖感がある症例では薬を使用しない場合もある．どの薬を使用するか，どの治療法を選択するかという，治療方針決定について，医師と患者が双方向的に審議し決定するという，SDM（shared decision making）という考え方が，精神科で提唱されている[23]．

抗うつ薬はうつ病に用いられるが，不安障害や身体表現性障害などでも使用することがある．適応病名が必要である．特に双極の場合，抗うつ薬投与で躁転する場合があり注意が必要である．軽躁状態は，患者も家族も気付かないで，うつが軽快したと誤解されることがある．自殺念慮の場合は，すみやかに精神科病院に紹介すべきである．

3．ベンゾ依存のリスク[24]

ベンゾ依存のリスクが指摘されてきたため，以前のように ① 抗不安薬（安定剤），② 睡眠薬，③ 抗うつ薬という処方優先はなくなってきた．たとえ頓用であってもベンゾを投与することで常用量依存をきたすことがあると警告されている．向精神薬依存の問題は重要であり，諸外国に比べて本邦の多剤併用・高用量・長期投与は改善すべき問題である．一方，ベンゾを全く使わない精神科医療も現状では難しいため，ベンゾを使うしかない場合には依存リスクの説明を患者にして，できるだけ短期間にすべきである．老人にはせん妄リスクもあるので注意する．

おわりに

近年，耳鼻咽喉科医師の精神疾患に対する関心は高く，軽度の精神疾患に対して自ら治療を行っている医師も少なくない．精神疾患はうつ病，不

表 2. 向精神薬

分類	一般名	薬剤名	1日用量(mg)	備考(独断による)
抗不安薬	タンドスピロン	セディール	5〜30	依存性弱い，効果発現緩徐
	ジアゼパム	セルシン	1〜20	ベンゾ，鎮静催眠，筋弛緩
睡眠薬	スボレキサント	ベルソムラ	10〜20	依存性弱い，オレキシン型
	レンボレキサント	ロゼレム	4〜8	依存性弱い，メラトニン型
	ラメルテオン	ルネスタ	1〜3	非ベンゾ，Tmax 1.2h，半減期 5h
	エスゾピクロン	アモバン	7.5〜10	非ベンゾ，Tmax 0.8h，半減期 3.9h
	ゾルピデム	マイスリー	2.5〜10	非ベンゾ，Tmax 0.8h，半減期 2.3h
三環系抗うつ	アミトリプチリン	トリプタノール	10〜100	片頭痛予防，眠気，口渇
SSRI	パロキセチン	パキシル	5〜40	減量注意，パニック・強迫性障害
	セルトラリン	ジェイゾロフト	25〜100	パニック障害
	エスシタロプラム	レクサプロ	5〜20	強い，中止スムーズ
SNRI	デュロキセチン	サインバルタ	20〜60	強い，糖尿病性神経障害性疼痛
	ベンラファキシン	イフェクサー	37.5〜225	強い
NaSSA	ミルタザピン	リフレックス	7.5〜30	強い，眠気
S-RIM	ボルチオキセチン	トリンテリックス	5〜20	しっかり効く，副作用少ない
抗てんかん薬	カルバマゼピン	テグレトール	50〜600	神経血管圧迫，三叉神経痛，抗躁
	クロナゼパム	リボトリール	0.5〜3	ベンゾ，抗不安，鎮静催眠
	ラモトリギン	ラミクタール	25〜200	双極うつ，薬疹注意，徐々に増量
抗パーキンソン薬	プロメタジン	ヒベルナ	25〜200	抗ヒスタミン薬，眠気
抗精神病薬	スルピリド	ドグマチール	12.5〜300	抗うつ作用，胃腸作用
	オランザピン	ジプレキサ	1.25〜10	眠気，糖尿病に禁忌，双極性障害
	アリピプラゾール	エビリファイ	3〜12	D2部分アゴニスト，鎮静作用なし
	ブレクスピプラゾール	レキサルティ	1〜2	D2部分アゴニスト，鎮静作用なし
漢方薬	抑肝散	抑肝散(加陳皮半夏)	1〜3包	不眠症，イライラ，認知症不穏

1日用量は耳鼻科医師用とした．スルピリド以外眠前投与より開始

安障害，認知症など多岐にわたり，経過を追うごとに精神症状が変化し，診断が変更することも度々である．しかしながら，患者は複数の科にまたがって存在し，患者が耳鼻咽喉科での加療を希望する場合もあるため，精神疾患の知識は必要不可欠と考えている．また，難聴と認知症，嗅覚と認知症などのように，精神疾患の発症前や初期に感覚器障害が認められるため，耳鼻咽喉科医が精神疾患の予防に重要な役割を演じる可能性がある．

　全世界で新型コロナウイルス感染症が蔓延し，医療従事者の疲弊がみられる．しかし，診療する耳鼻咽喉科医が疲弊すべきではない．患者の病状が良くならなくても落ち込むことなく，<u>患者と自分自身に「希望」を処方することを忘れてはならない！</u>

文　献

1) 矢野　純：7.14 耳鼻咽喉科　7. 臨床各科における心身医学．末松弘行(編)：624-633，新版心身医学．朝倉書店，1994.
2) 三木　治：プライマリ・ケアにおけるうつ病の実態と治療．心身医学，**42**(9)：585-589，2002.
Summary 心療内科を初診したうつ病患者の内訳，受診した科など詳細に検討した．うつ病患者が精神科・心療内科を初めに受診することは大変少ない．うつ病が他科では他の診断で治療されていた．
3) 清水謙祐：3 精神疾患とめまい　Ⅱここだけは"知りたい"めまいへの初期対応．肥塚　泉(編)：58-74，"知りたい"めまい"知っておきたい"めまい薬物治療．全日本病院出版会，2012.
4) Dieterich M, Staab JP, Brandt T：Functional (psychogenic) dizziness. Handb Clin Neurol, **139**：447-468, 2017.

5) Staab JP, Eckhardt-Henn A, Horii A, et al：Diagnostic Criteria for Persistent Postural-Perceptual Dizziness（PPPD）：Consensus document of the Committee for the Classification of Vestibular Disorders of the Bárány Society. J Vestib Res, **27**（4）：191-208, 2017.

6) 堀井 新：1. めまいとストレス―バラニー学会新分類と心因性めまい，メニエール病をめぐって―. Equilibrium Res, **75**（2）：33-40, 2016.

7) Eckhardt-Henn A, Breuer P, Thomalske C, et al：Anxiety disorders and other psychiatric subgroups in patients complaining of dizziness. Anxiety Disorders, **17**：369-388, 2003.
Summary 不安障害・身体表現性障害・うつ病などと前庭障害の関連を示す膨大なデータ. めまい患者189例の68.3%（129例）に急性精神障害を認めた.

8) 清水謙祐, 鳥原康治, 中村 雄：内リンパ水腫における精神疾患併存 Equilibrium Res, **75**：401, 2016.

9) 中根允文, 岡崎祐士, 藤原妙子（訳）：ICD-10精神および行動の障害―DCR研究用診断基準―：1-236. 医学書院, 1994.
Summary 精神疾患診断のためのバイブル. 公的文書はDSMではなくICD番号を記入することになっており, 必読の書. 文章の背景を探ることは大変重要.

10) Brandt T：Phobic postural vertigo. Neurology, **46**：1515-1519, 1996.

11) Staab JP, Ruckenstein MJ, Amsterdam JD, et al：A prospective trial of sertraline for chronic subjective dizziness. Laryngoscope, **114**：1637-1641, 2004.

12) Bronstein AM：Visual vertigo syndrome：clinical and posturography findings. J Neurol Neurosurg Psychiatry, **59**：472-476, 1995.

13) Jacob RG, Lilienfeld SO, Furman JMR, et al：Panic disorder with vestibular dysfunction：Further clinical observation and description of space and motion phobic stimuli. J Anxiety Disorders, **3**：117-130, 1989.

14) 五島史行：難治性めまい平衡障害に対するアプローチ 頭痛を伴うめまい. Equilibrium Res, **75**：228-233, 2016.

15) 室伏利久：新しい疾患・新しい概念 片頭痛関連めまい. JOHNS, **32**（1）：71-73, 2016.

16) Lempert T, Olesen J, Furman J, et al：Vestibular migraine：diagnostic criteria. J Vestib Res, **22**（4）：167-172, 2012.

17) Nakayama M, Suzuki M, Inagaki A, et al：Impaired quality of sleep in Ménière's disease patients. J Clin Sleep Med, **6**（5）：445-449, 2010.

18) 清水謙祐：精神神経疾患との接点 疾患と耳鳴・聴覚過敏 ビギナーのための耳鳴・聴覚過敏診療. JOHNS, **35**（1）：968-970, 2019.

19) 清水謙祐：心因性めまいの病態と治療. Medical Practic, **37**（4）：569-573, 2020.

20) 坂元 薫：双極スペクトラムの治療. 精神経誌, **111**：638-646, 2009.
Summary 双極スペクトラム障害の概念と治療をわかりやすく説明.

21) 中里信和：てんかん診療改革への中間目標. 日本医事新報, **4569**：3, 2011.

22) 清水謙祐：4 心因性めまい：うつ, 不安障害, ヒステリー, など（PPPDを含む）, 診断と特異的な治療について. 神経治療学, **37**（5）：803-808, 2020.

23) 渡邊衡一郎：変わりゆくうつ病の薬物療法. 精神経誌, **112**：1105-1114, 2010.
Summary 単純な抗うつ薬処方ではなく, レジリアンス（疾病抵抗力）を刺激するようなアプローチがうつ病治療に求められるようになってきた.

24) 清水謙祐：8 めまいに対する抗不安薬, 抗うつ薬などのエビデンスは？ 池田勝久ほか（編）：139-143, EBM耳鼻咽喉科・頭頸部外科の治療 2015-2016. 中外医学社, 2015.

Monthly Book
ENTONI
エントーニ

編集主幹
小林　俊光（仙塩利府病院耳科手術センター長）
曾根三千彦（名古屋大学教授）

通常号定価 2,750 円（本体 2,500 円＋税）

補聴器・人工中耳・人工内耳・軟骨伝導補聴器
―聞こえを取り戻す方法の比較―

No. 248（2020 年 8 月号）
編集企画／神田　幸彦（神田 E・N・T 医院院長）

**医師、言語聴覚士の立場から
リアリティー溢れる内容をお届け**

- 補聴器 update
- 人工中耳 ―最近の進歩―
- 人工内耳 ―最近の進歩―
- 補聴器の聞こえの特徴とは？
- 人工内耳の聞こえの特徴とは？
- 補聴器と人工中耳の聞こえの特徴の差
- 補聴器と人工内耳の聞こえの特徴に関する経験と考察
- 目の前の患者にどのようなケースの場合、補聴器を勧めるか
- 目の前の患者にどのようなケースの場合、人工中耳を勧めるか
- 目の前の補聴器の患者にどのようなケースの場合、人工内耳を勧めるか
- 軟骨伝導補聴器の開発とその後の進歩
- 軟骨伝導補聴器と従来の補聴器との違い、目の前の患者に勧めるコツ

耳鼻咽喉科診療の新しいテクノロジー

No. 247（2020 年 7 月号）
編集企画／池園　哲郎（埼玉医科大学教授）

**最新の技術を様々な切り口から
わかりやすく紹介**

- ビデオヘッドインパルス検査（vHIT）
- 人工中耳 VSB（Vibrant Soundbridge®）
- 術中持続神経モニタリング
- 鼓膜再生療法
- 甲状軟骨固定用器具　チタンブリッジ®
- 喉頭の 3 次元イメージング　超高精細 CT
- 内視鏡下甲状腺手術：video-assosted neck surgery（VANS 法）
- de Vinci 手術支援ロボットによる経口腔支援手術 transoral robotic surgery（TORS）
- 移動型 CT および MRI 支援手術
- 改良型サクションキュレットと改良型笹木-ヤンゼン-ミドルトン鉗子

私の新しい耳鼻咽喉科診療スタンダード
―10～20 年前とどう変わったか―

No. 245（2020 年 5 月号）
編集企画／本間　明宏（北海道大学教授）

**この 20 年間で大きく進歩した
疾患・診断・治療を解説**

- インフォームド・コンセントに関するあり方の変遷
- 遺伝性難聴の診断と進歩
- 耳鳴の診断と治療の進歩
- 内視鏡耳科手術の進歩
- 前庭疾患の診断の進歩
- 鼻内視鏡手術の進歩
- 睡眠時無呼吸障害の診断と治療の進歩
- 痙攣性発声障害の診断と治療の進歩
- HPV 関連中咽頭癌の診断と治療について
- 早期咽喉頭癌の診断と経口的切除術の進歩
- IgG 関連疾患の診断と治療の進歩

耳鼻咽喉科医に必要なスポーツ診療の知識

No. 243（2020 年 4 月号）
編集企画／大谷真喜子（和歌山県立医科大学講師）

**耳鼻咽喉科医に必要な
スポーツ診療の基本知識が満載**

- 運動療法
- ストレッチ
- ドーピングコントロール
- 障がい者スポーツ
- 運動誘発性疾患
- バランス
- スポーツと難聴
- スポーツ外傷
- スクーバダイビング
- 登山

全日本病院出版会　〒113-0033 東京都文京区本郷 3-16-4　Tel：03-5689-5989
www.zenniti.com　Fax：03-5689-8030

MB ENT, 267：61-67, 2022

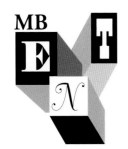

◆特集・"めまい"を訴える患者の診かた

外傷によるめまいを訴える患者の診かた

池園哲郎[*1]　松田　帆[*2]

Abstract　めまいは頭部外傷後に生じる主要な症状である．多くの症例は短期間で症状が消失するが，めまいが数年間持続する症例も稀ではない．

画像検査では側頭骨骨折の有無を確認する必要がある．眼振検査，聴力検査は必須の検査であり，vHIT，VEMP を必要に応じて施行する必要がある．

頭部外傷後の代表的な疾患には，外リンパ瘻，良性発作性頭位めまい症（BPPV），側頭骨骨折がある．外リンパ瘻のめまい，難聴の経過は多彩であり症候学的診断は困難である．最近は CTP 検査による生化学的検査による確定診断が可能になった．外傷性 BPPV は再発率が高く，耳石置換法の必要回数も通常より多い．側頭骨骨折は，受傷後長期間経過後も，骨折部が瘻孔となり，めまいの増悪などが出現する可能性があり注意を要する．

外傷後のめまいは，複数の疾患が関連している可能性もあり，受傷機転，検査所見を十分に評価することで正確な診断・治療が可能になる．

Key words　mild traumatic brain injury，めまい（vertigo），外リンパ瘻（perilymphatic fistula），CTP 検査（cochlin-tomoprotein detection test），良性発作性頭位めまい症（BPPV）

はじめに

外傷性脳損傷（traumatic brain injury；TBI）により引き起こされる症状は，公衆衛生および社会経済的に重要な問題であり，めまいは TBI 後の 15〜78％ の症例で生じると報告されている[1]．TBI のうち 70〜90％ は mild TBI（MTBI）という分類に該当し，米国での発生率は年間10万人あたり 600 人以上と推測されている[2]．MTBI でもめまいは主要な症状の一つであり，予後は良好で数日〜数週間で症状が消失する症例が多いとされているが，めまいが続き発症前の生活に戻ることが困難になる症例も少なくない[3]．受傷翌日にめまいを訴える人が 23〜81％ と報告され[4]，その後も持続的にめまいを訴える症例の割合は様々であるが，受傷 3 ヶ月で 16〜18％[5][6]，6 ヶ月で 1.2％[7]，5 年で 32.5％[8] などの報告があり，長期間めまい

に悩まされる症例は稀ではない．頭蓋内損傷や骨折を伴う症例では，入院加療で十分な精査，加療を行うことが多いと思われる．一方，MTBI など軽微な外傷の場合は，救急外来や短期間のフォローアップで終診になったり，場合によっては病院を受診しない患者も存在する可能性がある．しかしながら，めまいは頭部外傷後の主要な症状であり，長期間めまいに悩まされる症例もいるため，耳鼻咽喉科としては重要な疾患領域と考える．本稿では，頭部外傷後にめまいを生じる疾患のうち，内耳性めまいを中心に示し，一部内耳性疾患との鑑別が重要となる疾患についても言及する．

検　査

1．画像検査

まず頭部外傷では，頭蓋内病変の有無を評価す

*1 Ikezono Tetsuo，〒 350-0495 埼玉県入間郡毛呂山町毛呂本郷 38　埼玉医科大学耳鼻咽喉科学教室，教授
*2 Matsuda Han，同，講師

ることが重要である．通常，頭部外傷の場合は，脳神経外科医や救急医が頭蓋内病変の診断を行うことが多い．そのため，外傷が極軽微な場合を除いて頭部 CT を施行することが一般的である．

急性硬膜外血腫や脳挫傷などの頭蓋内病変を伴う場合は，たとえめまいを訴えていた場合でも，保存的加療となることが多い．初診時に意識障害がある場合には，意識が回復してからめまいを訴える場合もあるため注意が必要である．頭部 CT では頭蓋内病変だけではなく，側頭骨の評価も必要である．側頭骨では，骨折，乳突洞軟部陰影，迷路気腫，耳小骨離断，顔面神経管の損傷の有無などを評価する．外傷では一般的には CT で評価を行うが，MRI を施行した場合には，内耳の性状変化の有無を確認できる．

2．耳科学的検査

頭部 CT・MRI で頭蓋内病変がなかった場合には，耳鼻咽喉科で精査することが多い．

1）耳鏡検査

鼓膜穿孔・発赤の有無，また外耳道の骨折が生じている場合もあり，入念に確認する．耳小骨離断が存在する症例では，ツチ骨柄が偏倚している場合もある．髄液漏を生じている場合は，鼓室内の貯留液が存在する．髄液漏と同時に鼓膜穿孔がある場合は，外耳道に流出した液体が髄液であるため，テステープで糖のチェックを行い判断する．ただし，出血を伴っている場合は正確な診断は難しい．

2）眼振検査

一側内耳障害の急性期では眼振を認める可能性がある．定方向性の場合もあるが，外傷後の良性発作性頭位めまい症（BPPV）では方向交代性や方向変化性の眼振を認める．また外リンパ瘻では，患側下で誘発される眼振が特徴といわれている．一方で，中枢性病変の場合は上眼瞼向き，下眼瞼向き，注視方向性眼振など様々な眼振を認めることがある．

3）聴力検査

難聴の有無を評価することは病態の把握，治療方針の決定に重要である．伝音難聴の場合は，鼓室内血腫以外に耳小骨離断の存在が示唆されるが，急性期には外科的治療は不要である．迷路骨包に骨折を認めた場合，いわゆる第3の窓症候群となり，低音部に気骨導差を生じる可能性があり[9]，CT が撮影されている場合は，骨折の有無を十分に確認する必要がある．

4）重心動揺検査

緊急で検査する必要はないが，特にめまいが長期間持続する場合は評価が必要である．中枢性，内耳性の所見がないか評価するとともに，めまいが心因性の可能性もあり，外周面積の増大[10]や涙滴型グラビチャート[11]などの特徴的な所見がないか確認する必要がある．

5）video Head Impulse Test（vHIT）

慢性期には眼振を認めない症例も多いため，vHIT での半規管機能評価も有用である．自験例では発症後3ヶ月以上経過してめまいが遷延する外リンパ瘻疑い症例のうち，7割程度の症例が vHIT で異常を認めた．また，受傷早期と慢性期で半規管機能の経時的変化を評価することも簡便にできる．

6）VEMP

外傷性 BPPV では再発が多いとされ，VEMP で異常を認めた症例で再発率が高かったと報告されている[12]．また，上半規管裂隙症候群では VEMP で過反応や閾値低下を示すことが知られており，骨迷路に骨折が生じていた場合には同様の所見を示す可能性がある．ただし，気導 VEMP は，中耳病変がある場合，正確な評価ができないため注意を要する．

鑑別疾患

1．外リンパ瘻

外リンパ瘻は，誘因なく発症することもあるが，頭部外傷，圧外傷（飛行機搭乗，擤鼻など）を契機にめまい，難聴が出現した場合は特に疑われる．現在，外リンパ瘻はカテゴリー1～4まで分類されており，外傷を契機に発症した症例は，カテ

表 1. 外リンパ瘻カテゴリー分類

1	外傷，疾患，手術など (1)a. 迷路損傷(アブミ骨直達外傷，骨迷路骨折など) 　　b. 他の外傷(頭部外傷，全身打撲，交通事故など) (2)a. 疾患(中耳および内耳疾患．真珠腫，腫瘍，奇形など) 　　b. 医原性(中耳または内耳手術，処置など医療行為)
2	外因性の圧外傷(爆風，ダイビング，飛行機搭乗など)
3	内因性の圧外傷(はなかみ，くしゃみ，重量物運搬，力みなど)
4	明らかな原因，誘因がないもの(idiopathic)

表 2. 外リンパ瘻診断基準

> 外リンパ瘻確実例
> **1) 顕微鏡検査・内視鏡検査**
> 　顕微鏡，内視鏡などにより中耳と内耳の間に瘻孔を確認できたもの．瘻孔は蝸牛窓，前庭窓，骨折部，microfissure，奇形，炎症などによる骨迷路破壊部に生じる
> **2) 生化学的検査**
> 　中耳から外リンパ特異的蛋白(CTP 等)が検出できたもの

(厚生労働省難治性聴覚障害に関する調査研究班，2016 年改定)

ゴリー 1 に分類される(表 1)[13]．

1) 診　断

　外リンパ瘻の確定診断方法は，従来は顕微鏡，内視鏡などにより目視で瘻孔や外リンパ漏出の有無を確認することのみであったが，外リンパに特異的に存在する蛋白(cochlin-tomoprotein；CTP)を中耳洗浄液から検出することにより確定診断とすることが可能になった[3]．目視による診断は，手術的侵襲が必要である，主観的であるという問題点があったが，CTP 検出検査は外来で鼓膜切開を行い検査することが可能であり，また漏出の有無を客観的に評価できる．CT などの画像検査での所見，例えば迷路気腫，骨迷路の骨折などは診断の一助となるが，確定診断には，瘻孔を目視で確認するか，外リンパ特異的蛋白を中耳から検出することが必要である(表 2)．

2) 症状・検査所見

　外リンパ瘻は難聴を呈することも多く，本邦では急性感音難聴の鑑別疾患として知られている．そのため，国内の外リンパ瘻の報告では難聴を主症状とする症例が多く，めまいの合併は 60%程度と報告されている[14)15]．一方米国では，頭部外傷後にめまいを発症した場合に外リンパ瘻が疑われることが多く，聴覚症状の有無は重要視されていない[16]．めまい，難聴とも性状，経過は多彩である．めまいの性状は，回転性，浮動性，発作性な

ど様々である．本邦では急性感音難聴の鑑別として外リンパ瘻が疑われるため，急性の内耳障害を示唆する回転性めまいを訴える症例が多い．一方で，発症当初は回転性であっても，経過中に浮動性もしくは発作性に変化していくため，発症から長期間経過した症例では，めまいの性状は様々である．また，いったん改善しためまい症状が再悪化する場合は，外リンパ瘻を疑う必要がある．眼振所見に関しては，1990 年度の外リンパ瘻診断基準案では，患側下で誘発される眼振を重要視していた．また，瘻孔症状も重要であり，CTP 検査の全国調査で，発症 30 日以内のカテゴリー 1 では，瘻孔症状を認めた症例は全例 CTP 陽性であった[15]．ただし，瘻孔症状の有無を確認する圧迫眼振検査を施行する際は，その手技により症状が悪化する可能性があるため注意を要する．特に，外傷後に発症した症例では，圧迫眼振検査の前に CT で迷路気腫や側頭骨骨折の有無を調べておく必要がある．もし迷路気腫がある場合は，我々は圧迫眼振検査を施行していない．タイミングによっては迷路気腫が検出されない可能性もあり，注意を要する．迷路気腫を認めた図 1 の症例は，アブミ骨底板に瘻孔を認め迷路気腫を生じた症例である．数日後に CT を再検したところ，迷路気腫は自然消退していた[17]．難聴の程度は軽度〜高度まで様々であり，また難聴の経過も突発性，変

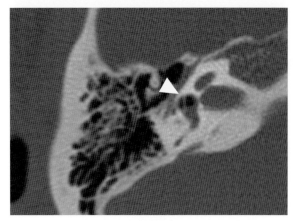

図 1. 迷路気腫の CT
前庭内に気腫(矢頭)を認めた．この数日後に再検
した際は気腫は消失していた

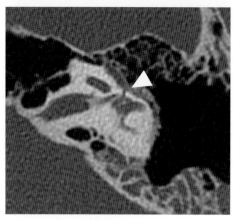

図 2. 側頭骨骨折症例の CT
骨折線(矢頭)が瘻孔となりめまいの再燃
を認めた

動性，再発性，進行性など一定していない．CTP
検査の全国調査では，突発発症後に進行した場合
に，CTP 陽性の頻度が高く，聴力が短期間に変動
する場合は注意が必要である．また，流水様耳鳴
や発症時のポップ音も診断基準の参考症状として
着目されている．流水様耳鳴を認めた症例では
CTP 陽性患者の頻度が高かったため，耳鳴の性状
を問診することも有用である[15]．

めまいが慢性化している症例では，他に多くの
検査が施行されたにもかかわらず診断がついてい
ないことも多く，CTP 検査により外リンパ瘻と診
断された症例もある[18]．注意する点としては，
CTP 検査は外リンパ漏出を検知する検査であり，
瘻孔を同定する検査ではないということである．
漏出が間欠的である，もしくは極微量である場合
は，たとえ外リンパ瘻であっても検査結果は陰性
になる．また，陽性であっても漏出部位が明確で
ないため，手術時には注意を要する．特に外傷性
の場合，正円窓，卵円窓など一般的な漏出部位以
外に，骨折線からの漏出の可能性もある．頭部外
傷後に難聴，めまいを発症し，内耳窓閉鎖術後に
一時めまいが改善したが，数年後にめまいが再燃
した症例を経験している．側頭骨 CT で上半規管
前方に骨折を認めており，同部が瘻孔になってい
たと考える(図 2)．

2．良性発作性頭位めまい症(BPPV)

BPPV は種々の内耳障害，加齢などが原因と
なって発症するが，10～20％程度は頭部外傷を契

機に発症すると報告されている[19)20)]．難聴がなく
頭位性のめまい症状があり，CT で骨折が明らか
でない場合は，外傷性 BPPV を考える．外傷性
BPPV は，軽微な頭部外傷でも生じる可能性があ
り，しばしば再発し，治療に抵抗する．診断は通
常の BPPV と同様に，フレンツェル眼鏡または赤
外線 CCD カメラ下で頭位眼振検査と頭位変換眼
振検査を行って確定する．外傷性 BPPV は特発性
のものと比較して，両側性発症が多い，再発しや
すい，前半規管型が多いと報告されている[12)21)22)]．
Chen らは外傷性 BPPV において，cVEMP で異常
を認める頻度は再発例，非再発例の間で差がな
かったが，oVEMP では再発例のほうが異常を認
める頻度が高かったため，卵形嚢の障害が再発に
関与していると報告している[23]．治療は通常の
BPPV と同様に，内服や生活指導などの保存的療
法を行うが，必要に応じて耳石置換法を行う[24]．
外傷性 BPPV は難治で，治癒までに耳石置換法の
回数が多く必要であったと報告されている[12]．

3．側頭骨骨折

側頭骨骨折は，交通外傷や転倒などが原因とし
て多く，一般的には骨折線の方向から縦骨折と横
骨折および混合骨折に分類することが多い．現在
は，骨折線が迷路骨包に及ぶ症例と及ばない症例
で顔面神経麻痺，感音難聴，耳性髄液漏の発生頻
度が有意に異なるため，近年はこの分類に従った
報告も増えてきている[25]．症状は，めまい，難聴
以外に耳出血，顔面神経麻痺，髄液耳漏などをき

たす．小泉らは，80%程度の症例でクモ膜下出血，脳挫傷，気脳症，急性硬膜下血腫，急性硬膜外血腫などの頭蓋内損傷を認めたと報告している[26]．めまいは15%程度の症例で認め，縦骨折，横骨折におけるめまいの頻度は差を認めなかった．めまいに関しては，通常のめまいの緊急処置と同様に対症療法を行う．感音難聴に関しては，全身状態に応じて突発性難聴に準じて治療する．内耳障害は遅発性に生じることもあり，その病態としては内リンパ水腫や外リンパ瘻が想定されている．内リンパ水腫は，前庭水管に骨折が及んでいる場合，閉鎖や狭窄により内リンパドレナージ機能が障害されるため内リンパ水腫をきたすと推測されている[27]．外リンパ瘻を疑う場合は，症状の重症度や経過によって内耳窓閉鎖術を検討する．側頭骨骨折を生じた20年後に，鼻をかんだ後にめまいと難聴が生じ，迷路気腫を認めた症例の報告もあり[28]，長期間経過しても注意を要する．

4．脳脊髄液減少症

脳脊髄液減少症は，腰椎穿刺や硬膜損傷を伴う外傷によって発症する場合など原因が明らかな場合もあるが，軽度の頭部外傷，重労働を契機に発症する場合もある．症状は，頭痛，頸部痛，倦怠感，めまい，難聴，視覚異常（視力低下，光過敏，視野障害）など様々である．めまいの性状は浮動性めまいや平衡失調とされている[29]．自発眼振，頭位眼振は認めないことが多いが，occular flutterを呈したという報告もある[30]．耳閉感，耳鳴を訴える症例でも聴力検査は正常の場合も多い．ただし，低音域を中心に軽度の感音難聴を認めることもある．めまい，難聴などの症状が立位の際に悪化することが特徴であり，外リンパ瘻との鑑別が重要である．

脳脊髄液減少症は，疾患概念による問題がある．脳脊髄液が減少するという病態が存在するとしても，脳脊髄液の量を臨床的に計測できる方法はないため，減少症はあくまで推論である，という意見もある．そのため，脳脊髄液減少症のうち，脳脊髄液漏出症を対象として画像判定基準が作成

された[31]．頭部MRIでは，びまん性硬膜造影所見が重要である．テントから大脳穹窿部まで途切れなく均一に増強されるのが特徴であり，肥厚性硬膜炎での局所的な硬膜肥厚とは異なる．脊髄MRI/MRミエログラフィー，脳槽シンチグラフィー，CTミエログラフィーも診断に有用である．

5．内耳振盪症

頭部外傷後にめまい，難聴を呈し，側頭骨骨折を認めない場合に内耳振盪症を疑い，これまでに挙げた疾患が除外された際に診断される[24]．難聴やめまいを起こす機序には様々な説があり[32]，動物実験では，膜迷路の血管の破裂による感覚上皮の破壊，内部の出血と微小循環障害がみられた．内耳振盪での報告では，内・外有毛細胞の軽度の変化からコルチ器の完全変性まで様々であった．また，聴覚神経線維の断裂も認めた．めまいの性状は回転性から浮動性まで様々である．眼振も定型例はないが，受傷直後は刺激性眼振を認め，その後，麻痺性眼振となると報告されている[33]．聴力は，4000 Hz以上の高音域が障害されると報告されている[32)33]．画像所見としては，内耳出血が生じていた場合は，MRIでT1，T2強調画像ともに内耳に高信号を認めることがある[34]．MRIでの異常所見は，突発性難聴症例でも観察される場合があり，その予後は不良と報告されている[35]．近年，MRIによる内耳疾患の診断技術の向上は目覚ましく，MRIで異常を認める内耳振盪症の病態解明にもつながる可能性がある．

まとめ

外傷後のめまいには上記に挙げた疾患などが鑑別となる．しかしながら，必ずしも一つの疾患が存在するだけではなく，複数の疾患が混在する可能性もある．自験例や打田らの報告[28]のように，側頭骨骨折後長期間経過してから外リンパ瘻の症状が出現する場合もあり注意が必要である．また，外傷性の疾患は予期せぬ損傷が生じている可能性もあり，受傷機転や画像検査などから異常を

見逃さないようにすることが重要である．CTP検査，頭部 MRI による内耳の性状評価，脳脊髄液漏出症の画像判定基準など新規の技術，判定基準を用いることで診断精度は向上すると思われる．また，フォローアップ期間については議論があるところだと思われるが，病状および症状の再燃の可能性は十分に説明することが必要である．

文　献

1) Józefowicz-Korczyńska M, Pajor A, Skóra W：Benign paroxysmal positional vertigo in patients after mild traumatic brain injury. Advances in clinical and experimental medicine：official organ Wroclaw Medical University, **27**：1355-1359, 2018.

2) Cassidy JD, Carroll LJ, Peloso PM, et al：Incidence, risk factors and prevention of mild traumatic brain injury：results of the WHO Collaborating Centre Task Force on Mild Traumatic Brain Injury. J Rehabil Med, **43**(Suppl)：28-60, 2004.

3) Elzière M, Devèze A, Bartoli C, et al：Post-traumatic balance disorder. European annals of otorhinolaryngology, head and neck diseases, **134**：171-175, 2017.

4) Alsalaheen BA, Whitney SL, Mucha A, et al：Exercise prescription patterns in patients treated with vestibular rehabilitation after concussion. Physiother Res Int, **18**：100-108, 2013.

5) Dischinger PC, Ryb GE, Kufera JA, et al：Early predictors of postconcussive syndrome in a population of trauma patients with mild traumatic brain injury. J Trauma, **66**：289-296, 2009.

6) Lannsjö M, af Geijerstam JL, Johansson U：Prevalence and structure of symptoms at 3 months after mild traumatic brain injury in a national cohort. Brain Inj, **23**：213-219, 2009.

7) Maskell F, Chiarelli P, Isles R：Dizziness after traumatic brain injury：results from an interview study. Brain Inj, **21**：741-752, 2007.

8) Masson F, Maurette P, Salmi LR, et al：Prevalence of impairments 5 years after a head injury, and their relationship with disabilities and outcome. Brain Inj, **10**：487-497, 1996.

9) 青木光広：上半規管裂隙症候群．MB ENT, **249**：94-98, 2020.

10) 吉田友英，山本昌彦，田中稔丈ほか：心因性めまいと考えられた症例の重心動揺検査と視覚フィードバック検査の比較．日耳鼻会報，**120**：115-122, 2017.

11) 鈴本典子，五島史行，齋藤弘亮ほか：重心動揺検査グラビチャートで涙滴型を示す症例の特徴について．Equilibrium Res, **79**：541-548, 2020.

12) Chen G, Li Y, Si J, et al：Treatment and recurrence of traumatic versus idiopathic benign paroxysmal positional vertigo：a meta-analysis. Acta Otolaryngol, **139**：727-733, 2019.
Summary 外傷性 BPPV は特発性 BPPV と比較して，改善までに要する耳石置換法の回数が多い，再発率が高いと報告している．

13) 池園哲郎：外リンパ瘻の診断基準．耳喉頭頸，**88**：722-727, 2016.

14) 瀬尾　徹，足達亜貴子，曽根美恵子ほか：外リンパ瘻手術例の聴平衡機能に関する検討．日耳鼻会報，**104**：1135-1142, 2001.

15) Matsuda H, Sakamoto K, Matsumura T, et al：A nationwide multicenter study of the Cochlin tomo-protein detection test：clinical characteristics of perilymphatic fistula cases. Acta Otolaryngol, **137**：S53-S59, 2017.
Summary 外傷を契機に発症した症例では，瘻孔症状を認める症例，めまいを認める症例でCTP 陽性率が有意に高かった．

16) House JW, Morris MS, Kramer SJ, et al：Perilymphatic fistula：surgical experience in the United States. Otolaryngol Head Neck Surg, **105**：51-61, 1991.

17) Matsuda H, Tanzawa Y, Sekine T, et al：Congenital Membranous Stapes Footplate Producing Episodic Pressure-Induced Perilymphatic Fistula Symptoms. Front Neurol, **11**：585747, 2020.

18) 杉崎一樹，池園哲郎，新藤　晋ほか：耳管通気後に発症した外リンパ瘻確実例．耳鼻臨床，**108**：95-100, 2015.

19) Baloh RW, Honrubia V, Jacobson K：Benign positional vertigo：clinical and oculographic features in 240 cases. Neurology, **37**：371-378, 1987.

20) Gordon CR, Levite R, Joffe V, et al：Is post-traumatic benign paroxysmal positional vertigo different from the idiopathic form? Arch

Neurol, **61**：1590-1593, 2004.

21）Katsarkas A：Benign Paroxysmal Positional Vertigo（BPPV）：Idiopathic Versus Post-traumatic. Acta Otolaryngol, **119**：745-749, 1999.

22）Dlugaiczyk J, Siebert S, Hecker DJ, et al：Involvement of the Anterior Semicircular Canal in Posttraumatic Benign Paroxysmal Positioning Vertigo. Otol Neurotol, **32**：1285-1290, 2011.

23）Chen G, Zhao X, Yu G, et al：Otolith dysfunction in recurrent benign paroxysmal positional vertigo after mild traumatic brain injury. Acta Otolaryngol, **139**：18-21, 2019.

24）竹田貴策, 堤 剛：内耳振盪症と外傷性めまい. JOHNS, **35**：566-568, 2019.

25）Little SC, Kesser BW：Radiographic classification of temporal bone fractures：clinical predictability using a new system. Arch Otolaryngol Head Neck Surg, **132**：1300-1304, 2006.

26）小泉博美, 内水浩貴, 井坂奈央ほか：側頭骨骨折の臨床的検討. Otol Jpn, **25**：812-818, 2015.

27）Rizvi SS, Gibbin KP：Effect of Transverse Temporal Bone Fracture on the Fluid Compartment of the Inner Ear. Ann Otol Rhinol Laryngol, **88**：741-748, 1979.

28）打田義則, 上野哲子, 妻鳥敬一郎ほか：陳旧性側頭骨骨折に迷路気腫を伴う外リンパ瘻を生じ

た1例. 耳鼻と臨, **63**：111-117, 2017.

29）國弘幸伸, 相馬啓子：脳脊髄液減少症の臨床像と病態. Equilibrium Res, **73**：174-186, 2014.

30）小黒美樹, 峯田周幸：眼球運動異常をきたした脳脊髄液減少症の2症例. Equilibrium Res, **76**：146-152, 2017.

31）佐藤慎哉：脳脊髄液漏出症画像判定基準・画像診断基準. 日保医会誌, **110**：193-201, 2012.

32）Villarreal IM, Méndez D, Silva JM, et al：Contralateral Cochlear Labyrinthine Concussion without Temporal Bone Fracture：Unusual Posttraumatic Consequence. Case Rep Otolaryngol, 2016, 2016.

33）Choi MS, Shin SO, Yeon JY, et al：Clinical characteristics of labyrinthine concussion. Korean J Audiol, **17**：13-17, 2013.

34）Chiaramonte R, Bonfiglio M, D'Amore A, et al：Traumatic Labyrinthine Concussion in a Patient with Sensorineural Hearing Loss. Neuroradiol J, **26**：52-55, 2013.
　Summary 側頭骨骨折を伴わない軽微な頭部外傷で, MRI において内耳に T1, T2 強調画像で高信号を認める症例が存在する.

35）Wei FQ, Wen L, Chen K, et al：Different prognoses in patients with profound sudden sensorineural hearing loss. Acta Otolaryngol, **139**：598-603, 2019.

違法な「自炊」私はしない！

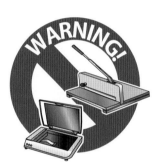

これは違法となる可能性があります！

- 「自炊」データを複数の友人と共有する.
- 「自炊」を代行業者に依頼する.
- 業務に使うために本を「自炊」する.

これは著作権侵害です！

- 「自炊」データをウェブにアップロードし，誰でも使用できるようにする.
- 「自炊」データを販売する.

本を裁断し，スキャナを使って電子化する「自炊」が広まっています.
しかし，著作権法に定められた**ルールを守らない**「自炊」は，**著作権侵害**であり，**刑事罰の対象**となることもあるので，十分な注意が必要です.

特定非営利活動法人 **日本医学図書館協会**／一般社団法人 **日本医書出版協会**

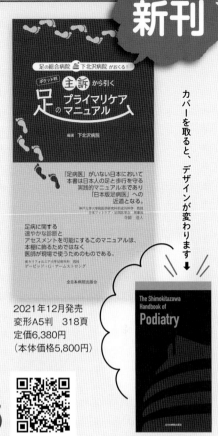
CONTENTS

全日本病院出版会　〒113-0033 東京都文京区本郷 3-16-4　Tel：03-5689-5989
www.zenniti.com　Fax：03-5689-8030

FAX による注文・住所変更届け

改定：2015 年 1 月

　毎度ご購読いただきましてありがとうございます．

　読者の皆様方に小社の本をより確実にお届けさせていただくために，FAX でのご注文・住所変更届けを受けつけております．この機会に是非ご利用ください．

◇ご利用方法

　FAX 専用注文書・住所変更届けは，そのまま切り離して FAX 用紙としてご利用ください．また，注文の場合手続き終了後，ご購入商品と郵便振替用紙を同封してお送りいたします．**代金が 5,000 円をこえる場合，代金引換便とさせて頂きます．**その他，申し込み・変更届けの方法は電話，郵便はがきも同様です．

◇代金引換について

　本の代金が 5,000 円をこえる場合，代金引換とさせて頂きます．配達員が商品をお届けした際に，現金またはクレジットカード・デビットカードにて代金を配達員にお支払い下さい(本の代金＋消費税＋送料)．(※年間定期購読と同時に 5,000 円をこえるご注文を頂いた場合は代金引換とはなりません．郵便振替用紙を同封して発送いたします．代金後払いという形になります．送料は定期購読を含むご注文の場合は頂きません)

◇年間定期購読のお申し込みについて

　年間定期購読は，1 年分を前金で頂いておりますため，代金引換とはなりません．郵便振替用紙を本と同封または別送いたします．送料無料，また何月号からでもお申込み頂けます．

　毎年末，次年度定期購読のご案内をお送りいたしますので，定期購読更新のお手間が非常に少なく済みます．

◇住所変更届けについて

　年間購読をお申し込みされております方は，その期間中お届け先が変更します際，必ずご連絡下さいますようよろしくお願い致します．

◇取消，変更について

　取消，変更につきましては，お早めに FAX，お電話でお知らせ下さい．

　返品は，原則として受けつけておりませんが，返品の場合の郵送料はお客様負担とさせていただきます．その際は必ず小社へご連絡ください．

◇ご送本について

　ご送本につきましては，ご注文がありましてから約 1 週間前後とみていただきたいと思います．お急ぎの方は，ご注文の際にその旨をご記入ください．至急送らせていただきます．2〜3 日でお手元に届くように手配いたします．

◇個人情報の利用目的

　お客様から収集させていただいた個人情報，ご注文情報は本サービスを提供する目的(本の発送，ご注文内容の確認，問い合わせに対しての回答等)以外には利用することはございません．

　その他，ご不明な点は小社までご連絡ください．

株式会社　全日本病院出版会

〒113-0033 東京都文京区本郷 3-16-4-7 F

電話 03(5689)5989　FAX03(5689)8030　郵便振替口座 00160-9-58753

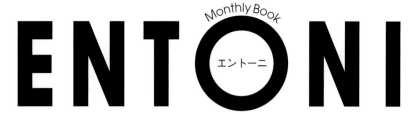

FAX 専用注文書

「Monthly Book ENTONI」誌のご注文の際は，このFAX専用注文書もご利用頂けます．また電話でのお申し込みも受け付けております．
毎月確実に入手したい方には年間購読申し込みをお勧めいたします．また各号1冊からの注文もできますので，お気軽にお問い合わせください．

バックナンバー合計
5,000円以上のご注文
は代金引換発送

―お問い合わせ先―
㈱全日本病院出版会　営業部
電話 03(5689)5989　　FAX 03(5689)8030

□年間定期購読申し込み　No.　　から

□バックナンバー申し込み

No.	–	冊	No.	–	冊	No.	–	冊	No.	–	冊
No.	–	冊	No.	–	冊	No.	–	冊	No.	–	冊
No.	–	冊	No.	–	冊	No.	–	冊	No.	–	冊
No.	–	冊	No.	–	冊	No.	–	冊	No.	–	冊

□他誌ご注文

	冊		冊

お名前	フリガナ　　　　　　　　　　　　　　　　　　　　　印	電話番号
ご送付先	〒　－	
	□自宅　　□お勤め先	

領収書　無・有　（宛名：　　　　　　　　　　　）

FAX 03-5689-8030 全日本病院出版会行

年　　月　　日

住 所 変 更 届 け

お 名 前	フリガナ	
お客様番号		毎回お送りしています封筒のお名前の右上に印字されております8ケタの番号をご記入下さい。
新お届け先	〒　　　　都道府県	
新電話番号	（　　　　）	
変更日付	年　　月　　日より	月号より
旧お届け先	〒	

※ 年間購読を注文されております雑誌・書籍名に✓を付けて下さい。

- ☐ Monthly Book Orthopaedics （月刊誌）
- ☐ Monthly Book Derma. （月刊誌）
- ☐ 整形外科最小侵襲手術ジャーナル （季刊誌）
- ☐ Monthly Book Medical Rehabilitation （月刊誌）
- ☐ Monthly Book ENTONI （月刊誌）
- ☐ PEPARS （月刊誌）
- ☐ Monthly Book OCULISTA （月刊誌）

FAX 03-5689-8030

全日本病院出版会行

通常号⇒2,500 円＋税

※No.217 以前発行のバックナンバー,
　各目次等の詳しい内容は HP
　(www.zenniti.com) をご覧下さい.

編集顧問：	本庄　　巌	京都大学名誉教授
	小林　俊光	仙塩利府病院 耳科手術センター長
編集主幹：	曾根三千彦	名古屋大学教授
	香取　幸夫	東北大学教授

No. 267　編集企画：
角南貴司子　大阪市立大学教授

Monthly Book ENTONI No.267

2022 年 2 月 15 日発行（毎月 1 回 15 日発行）
定価は表紙に表示してあります．
Printed in Japan

発行者　　末　定　広　光
発行所　　株式会社　全日本病院出版会
〒 113-0033 東京都文京区本郷 3 丁目 16 番 4 号 7 階
電話（03）5689-5989　Fax（03）5689-8030
郵便振替口座 00160-9-58753

印刷・製本　三報社印刷株式会社　　電話（03）3637-0005
広告取扱店　（資）日本医学広告社　　電話（03）5226-2791

© ZEN・NIHONBYOIN・SHUPPANKAI, 2022